栄養教育・指導実習 ワークブック 第3版

■編集
山下静江・岩間範子

●執筆者および執筆分担（五十音順　※は編者）

荒木　裕子（あらき ゆうこ）　　高知学園大学 ……………………………………………………UNIT3

※岩間　範子（いわま のりこ）　　元女子栄養大学短期大学部 …………………UNIT2−3　UNIT2−4　UNIT2−5

小上　和香（おがみ よりか）　　くらしき作陽大学 ……………………………………………UNIT1−2

桐野　顕子（きりの あきこ）　　元くらしき作陽大学 ……………UNIT1−5(1)(2)　UNIT1−8(3)　UNIT2−7

小森まり子（こもり まりこ）　　ソーシャルスキルネットワーク株式会社 ……………………UNIT1−6

酒井　映子（さかい えいこ）　　元愛知学院大学 …………………………………………………UNIT4

須永　美幸（すなが みゆき）　　聖徳大学 ……………………………………………UNIT1−4　UNIT1−5(3)

田上　敬子（たがみ のりこ）　　元南九州大学 ……………………………………………………UNIT3

中尾芙美子（なかお ふみこ）　　元聖徳大学 ……………………………………………………UNIT1−7

成田　美紀（なりた みき）　　東京都健康長寿医療センター研究所 ……………………………UNIT2−6

吹野　洋子（ふきの ようこ）　　元常磐大学 ……………………………………………………UNIT2−1

藤倉　純子（ふじくら じゅんこ）　女子栄養大学 ……………………………………………………UNIT1−3

藤澤　克彦（ふじさわ かつひこ）　くらしき作陽大学 …………………………………………UNIT2−2

松本　範子（まつもと のりこ）　　園田学園女子大学 ………………………………………………UNIT2−8

三田有紀子（みた ゆきこ）　　椙山女学園大学 ……………………………………………………UNIT1−1

武藤志真子（むとう しまこ）　　元女子栄養大学 …………………………………………………UNIT1−3

※山下　静江（やました しずえ）　元くらしき作陽大学 ……………………………………………UNIT1−2

吉野　佳織（よしの かおり）　　修文大学 ……………………………………………………UNIT2−1

吉本　優子（よしもと ゆうこ）　　京都府立大学大学院 ……………………………………………UNIT1−8

はじめに

　栄養教育論および栄養指導論は、管理栄養士養成課程および栄養士養成課程のカリキュラムの総まとめ的な専門科目であり、幅広い学問領域にわたる知識と技術の習得が求められる。近年では、「管理栄養士国家試験出題基準（ガイドライン）」の改定や「日本人の食事摂取基準（2020年版）」の発表など、その動向はめまぐるしく、また、特定健診・特定保健指導の浸透、食育の社会的重要性の認識の深まりなど、その範囲はさらに広がっている。一方で、養成施設における栄養教育・指導の実際的な専門的技術・技能を習得するための実習時間は限られており、さらに養成施設の教育理念あるいは教員の専門性などによって、実習内容の力点の置き方が異なる場合もある。

　本書は、近年の動向を盛り込みつつ、知識を習得する性格のテキストではなく、考え方や実践方法を導きながら、学生が自発的に実習に取り組むことができるよう、実習プログラム（ワーク）を提供することに特化したワークブックである。理論的な記述は、実習プログラムを学生が進めていくにあたって必要となる内容にとどめている。さらに、各養成施設の独自性を生かした教育目標の設定や重点の置き方に応じて利用方法が広がるように実習プログラムを取捨選択して実習・演習時間のカリキュラムを組み立てることができる栄養教育実習および栄養指導実習のテキストとして編集した。各ワークには「推奨時間」「用意するもの」「ワークの手順」を記載しているが、これらに捉われすぎることなく、一つの目安として実習を展開していただきたい。

　なお、本書は「基礎実習編（第1部）」「応用実習編（第2〜4部）」で構成している。基礎実習編では、マネジメントサイクル一連の流れを体験しながら、栄養教育や栄養指導に必要となるスキルを身につける。応用実習編では第1部で身につけたスキルを生かし、ライフステージ別、特定健診・特定保健指導、食環境の実習を行い、応用力を身につけていく。また、本書の特性として実習に用いるワークシートなど、その多くを電子媒体にて示している。実習・演習を効果的に進めるために、ぜひご活用いただきたい。

　本書が、管理栄養士・栄養士をめざし学んでいる方、そして実際に現場に携わっている方のお役に立てることを願っている。また、本書がよいものとなるよう、忌憚ないご意見やご助言を賜れれば幸いである。

　刊行のためにご尽力くださったすべての皆様に心から感謝申し上げる。

2020年2月

編　者

●本書の活用にあたって

本書の活用にあたって、本書の特徴と留意点について下記に示した。

【特　徴】

①本書は、栄養教育および栄養指導に関するワークブックである。

②課題ごとのデータや解析方法、レポートフォームなどは電子媒体によるものとする。

　ダウンロードページ：

　㈱みらいホームページ（https://www.mirai-inc.jp/）→「MENU」の「ワークシートダウンロード」

③具体的なワークを通して、考察する力を育成する。

【留意点】

①各課題の知識や技術の科学的理論・根拠については、栄養教育・指導論や他の専門
　教科の教科書を参照していただきたい。

②それぞれのテーマに必要な演習・実習内容としているが、学習者の状況等によって
　取捨選択していただきたい。

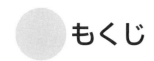

もくじ

はじめに

本書の活用にあたって

基礎実習編

第1部　栄養教育・指導のための基礎実習

第3部　特定健診・保健指導実習

（田上 敬子・荒木 裕子）

第4部　食環境づくりにおける栄養教育・指導実習

（酒井 映子）

第1部

栄養教育・指導のための基礎実習

・・・・・・・・・・・・・・・・・・・・・・・・・・・・・・・・・

　第1部は、栄養教育・指導実習すべての基本となるように位置づけている。講義で学んだ知識を生かしながら、マネジメントサイクル一連の流れを実際に経験し、そのうえで必要となる技術を身につけるよう実習する。あくまで「実習」であるから、講義で学んだ「知識」は、事前にしっかりと身につけたうえで取り組むこと。

　なお、この第1部は、授業としての構成であるから学生自身を対象とする。したがって個人を対象とする場合は、学生自身を他者として、また集団を対象とする場合は、クラスを対象として、データ収集・分析や診断を行う。自分自身も対象者となり、自己をアセスメントし、基本的な栄養教育・指導を実習することで、他者を対象とした様々な栄養教育・指導への応用につなげることが望ましい。

UNIT 1-1 栄養アセスメント①
―健康・身体状況のアセスメント―

1 臨床診査

実習・演習の目標

　　対象者の身体状況を観察すると同時に、主な自覚症状などを聞き（問診）、栄養状態を評価する臨床診査（clinical methods）の方法を習得する。

☑ 事前にチェック！

- □ 栄養素摂取状況と関連する身体的徴候を理解しているか。
- □ コミュニケーション技術が身についているか。
- □ カウンセリングの基本姿勢を理解しているか。
- □ 対象者が話しやすく、必要な情報を聞き出すにはどのような雰囲気づくりが必要か理解しているか。

Work 1-1-1

質問紙法や面接法で問診を行ってみよう　　　　　　【推奨時間：145分】

●用意するもの（ツール）

①問診項目の検討表

　ファイル名：UNIT 1-1.xlsx　シート名：ワークシート1-1-1

②栄養素摂取状況に関連する身体所見と評価

　ファイル名：UNIT 1-1.xlsx　シート名：ワークシート1-1-2

③問診の評価票

　ファイル名：UNIT 1-1.xlsx　シート名：ワークシート1-1-3

●ワークの手順

①3人1組になって、指導者役、対象者役、観察者を決める。

②それぞれでワークシート1-1-1を用いて、臨床診査に関する問診の項目を検討

し、問診票を作成する。

③記入漏れ、誤った記載、不明な箇所などがないかをグループ内で確認し合い、必要に応じて修正してグループで共通の問診票としてまとめる。

④問診を評価するための項目をグループで検討し、**ワークシート1－1－3**の評価項目の欄に記入する。

⑤**ワークシート1－1－2**を用いて、身体所見をとるために、観察する身体部分と症状、その原因について調べてまとめる。

⑥質問紙法もしくは面接法で問診を行う。質問紙法では、指導者役は対象者役に問診票を配布し、記入する前に調査目的、書き方などについて説明する。問診票を回収したあと、正確に記入しているか確認する。面接法では、カウンセリング技法（UNIT 1－6参照）を用いて質問する。

⑦対象者役の身体所見をとり、**ワークシート1－1－2**を用いて評価する。

⑧役割を交代する。

⑨評価票（**ワークシート1－1－3**）を用いて、設定した評価項目に基づき、それぞれの役割から評価する。

ポイント＆アドバイス

1――信頼関係の形成とインフォームド・コンセント

面接法による問診は、対象者との信頼関係（ラポール）の構築が重要である。この信頼関係が成立するか否かで、その後の栄養教育・指導に大きな影響をきたす。

また、調査を行う場合には、対象者に対して、調査の目的、意義、方法などについて十分に説明を行い、調査対象者のインフォームド・コンセントをとることが重要である。なお、問診や調査で知り得た対象者の個人情報については守秘義務があるので、十分注意する。

2――臨床診査の基本項目

身体の徴候を調べる方法としては、視診、聴診、触診、打診などがあるが、対象者の栄養素摂取状況に関連する特徴的な身体所見を観察するためには、視診や触診を中心に行う。頭髪、爪、皮膚、眼、舌、口唇の状態、顔貌、顔色などは、視覚的に観察が可能な視診で把握し、また、皮膚の症状、浮腫などは、触診で把握する。

また、視診や触診では把握できない対象者の主観的な項目は、問診で把握する。問診は、問診票（予診票）を作成して面接法や質問紙法（自己記入式）、また、それらを組み合わせた方法など目的に応じて進める。主な問診項目は、表1－1－1のとおりである。

表1－1－1　主な問診項目

主　訴：腹痛、しびれ感、食欲不振など対象者の訴え。
現病歴：主訴の症状がいつどのような契機で起こり、現在までどのように推移してきたかという経過。
既往歴：現在までに罹患したことのある病気、怪我。また、手術歴、輸血歴、アレルギーの有無など。
薬剤歴：現在服用中の薬、健康食品などの有無。薬剤による副作用の有無など。
体重歴：現在の体重、これまでの体重増減など。
家族歴：対象者の家族や血縁者が過去または現在罹患している病気。
生活歴：運動、嗜好、喫煙、飲酒、これまでに経験した職業など。

2　臨床検査（生理・生化学検査）

実習・演習の目標

　臨床検査（biochemical methods）の結果を評価できるように、各検査から得られる情報の意味を理解し、栄養教育・指導に生かす力を習得する。

☑ **事前にチェック！**

☐　栄養教育・指導に必要な臨床検査の種類を理解しているか。

☐　各臨床検査項目の意味を理解しているか。

Work 1 - 1 - 2

　栄養教育・指導で重要となる臨床検査項目を挙げて、基準値と検査目的などについて調べてみよう　　　　　　　　　　　　　　　　　【推奨時間：45分】

●**用意するもの**（参考資料・ツール）

①栄養教育・指導に必要な臨床検査項目

　ファイル名：UNIT 1 －1. xlsx　シート名：ワークシート 1 － 1 － 4

②実習生自身、家族などの健康診断の結果

●**ワークの手順**

①**ワークシート 1 － 1 － 4** を用いて、栄養教育・指導に必要な臨床検査項目を検討する。

②各項目について検査する目的を調べて記入する。

③それぞれの臨床検査項目の基準値を調べて記入する。

④完成した**ワークシート 1 － 1 － 4** を用いて、実習生自身、あるいは家族などの健康診断結果から、健康状態を評価する。

ポイント&アドバイス

●──測定器を利用した血液生化学検査

①ヘモグロビン推定量の測定器

　健康モニタリング装置「ASTRIM FIT」（図 1 − 1 − 1）は、採血せずに血液中の
ヘモグロビン量を推定測定できる機器である。近赤外光を用いて手指の静脈を撮影し、
その血管画像から、血管幅、静脈酸素化指標（VOI：Venous Oxygenation Index）、
指表面温度を解析し、ヘモグロビン推定値を測定する。ヘモグロビン量は、鉄などの
栄養素の摂取状態や、体内の酸素運搬能力の指標となるため、栄養指導や持久力を求
められるトップアスリートの体調管理に広く用いられている。

②自己検査用グルコース測定器（図 1 − 1 − 2〔メディセーフミニ血糖測定セット〕）

　針で自分の指の側面に穿刺して、血糖計の先から血液を吸引して採血し、血糖値を
測定する機器で、糖尿病の患者が血糖の管理に使う。

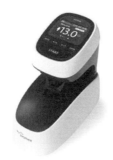

図 1 − 1 − 1　ASTRIM FIT
資料提供：シスメックス株式会社

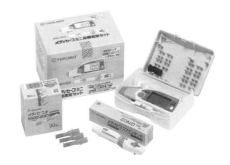

図 1 − 1 − 2　メディセーフミニ血糖測定
セット
資料提供：テルモ株式会社

3　身体計測

実習・演習の目標

　実際に身体計測（anthropometric methods）を行って、その方法と評価方法を習得する。

☑ 事前にチェック！

　□　身体計測の一般的な計測項目と計測方法および計算方法を理解しているか。

身体計測を行って、健康状態や栄養状態との関連を検討してみよう

【推奨時間：145分】

●**用意するもの**（参考資料・ツール）

①身体計測の記録表

　ファイル名：UNIT 1 −1.xlsx　シート名：ワークシート 1 − 1 − 5

②身長計

③体重計

④メジャー

⑤インサーテープ

⑥皮下脂肪厚計（キャリパー〔アディポメーター〕）

⑦日本人の新身体計測基準値（JARD2001）

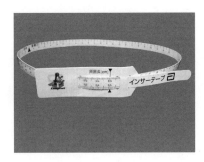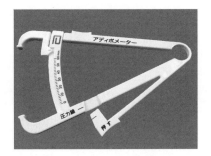

図 1 − 1 − 3　インサーテープ（左）とアディポメーター（右）

●ワークの手順

　以下、身体計測を行い、各計測値を**ワークシート 1 − 1 − 5**に記入する。

〈**身長の測定方法**〉

１．立位身長

①被計測者は、帽子や靴下を脱ぎ、軽装となって準備する。髪型は、計測に影響しないように整えておく。

②足先は30°くらいの角度に開き、踵、臀部、胸背部が一直線に身長計の尺柱に接するようにする。胸をあまり張らないようにし、腹部をひき、両上肢は軽く手のひらを内側にして自然に垂らす。

③顎はひき、眼は水平の正面を見る。耳珠点と眼窩点とがつくる平面が水平になるように頭を固定する（図１－１－４）。このとき、後頭部は必ずしも尺柱につかなくともよい。

④計測者は被計測者の片側に立ち、可動水平桿を一方の手で静かに下げて軽く頭頂部に触れて、小数点以下第１位まで目盛りを読み取る。

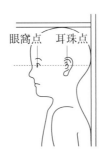

眼窩点　耳珠点

図１－１－４　耳珠点と眼窩点がつくる平面が水平になる位置
資料：厚生労働省雇用均等・児童家庭局「平成12年　乳幼児身体発育調査報
告書」別紙　計測器具及び計測方法　2001年

２．仰臥位身長

①被計測者は、台に仰向けになり、脚をまっすぐ伸ばす。

②２人の計測者がメジャーを使って計測する（図１－１－５）。１人の計測者が被計測者の頭頂点に平板をあて、耳珠点と眼窩点とがつくる平面が台と垂直になるように頭部を保持する。もう１人の計測者は、被計測者の足首を90度に曲げた状態で足の裏に平板を垂直にあてる。

③計測者は、頭頂から足の裏までをメジャーを使って小数点以下第１位まで計測する。

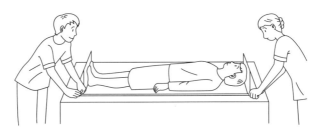

図１－１－５　仰臥位身長の測定方法

〈体重の測定方法〉

①被計測者は、あらかじめ排便、排尿をすませておく。

②被計測者は、下着またはそれと同等の軽装となって準備する。

③計測者は、小数点以下第１位まで目盛りを読み取る。

〈周囲長の測定方法〉

1．上腕周囲長（AC：arm circumference）

①被計測者は、利き腕でないほうの腕を内側に屈折させる。

②計測者は、インサーテープを使用して肩峰と尺骨肘頭（図1－1－6）の長さを測定し、その中点に印をつける。

③中点の周囲をインサーテープで計測する（図1－1－7）。インサーテープは締め付けない程度に巻く。

④小数点以下第1位まで目盛りを読み取り、3回計測して平均をとる。

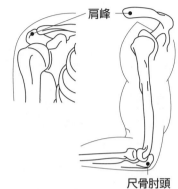

図1－1－6　肩峰と尺骨肘頭
資料：杉山みち子監修『栄養アセスメントの実施　身体計測の手技』（アボット栄養アセスメントキットテキスト）医科学出版社　2008年　p.8

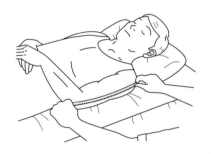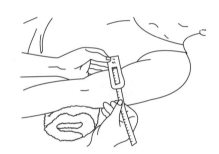

図1－1－7　上腕周囲長の測定方法
注：イラストは仰臥位を示す
資料：図1－1－6に同じ　p.8

2．下腿周囲長（CC：calf circumference）

①被計測者は仰臥位になり、膝と足首を90度に曲げる。

②ふくらはぎの最大径の周囲をインサーテープで計測する（図1－1－8）。インサーテープは締め付けない程度に巻く。

③小数点以下第1位まで目盛りを読み取り、3回計測して平均をとる。

3．ウエスト周囲長

①被計測者は、両足を揃えて腹部に力を入れないで立ち、両腕は体の横に自然に下げる。

②計測者は、被計測者の腹部に直接メジャーをあてる。メジャーはへその高さで水平にする。お腹に脂肪がたくさんあってへその位置が下に垂れている場合には、肋骨と腰骨の中間地点の高さで水平に巻く。

③計測者は、被計測者が息をはいた終わりに計測する。

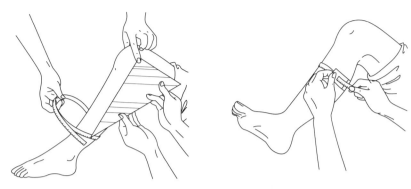

図1-1-8　下腿周囲長の測定方法
資料：図1-1-6に同じ　p.7

4. ヒップ周囲長

①被計測者は、両足を揃えて立つ。

②計測者は、❶臀部の最も張り出した部位、❷大転子の上、❸恥骨部を通るようにメジャーを水平にあてて、小数点以下第1位まで計測する。

〈皮下脂肪厚と体脂肪率の測定方法〉

1. 上腕三頭筋部皮下脂肪厚（TSF：triceps skinfold thickness）

①上腕周囲長を測った中点（測定部位）より1～2cm上の皮膚を筋肉層と脂肪層が分離するようにつまむ（図1-1-9）。

②脂肪部分にキャリパーをあてて計測する。圧力線が一直線になるまではさむ。

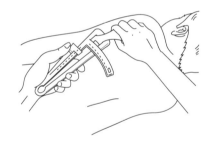

③小数点以下第1位まで目盛りを読み取り、3回計測して平均をとる。なお、浮腫がある時は、そのことを記録しておく。

図1-1-9　上腕三頭筋部皮下脂肪厚の測定
注：イラストは仰臥位を示す
資料：図1-1-6に同じ　p.9

2. 肩甲骨下部皮下脂肪厚
　（SSF：subscapular skinfold thickness）

①被計測者は肩と腕の力を抜き、両腕を自然に下げる。

②被計測者の後方から肩甲骨下端の真下1～2cmの部位を測定する。計測者がつまむ部位は、脊柱に対し、下方約45度の方向に沿って測定点の上方約1cmのところとする（図1-1-10、1-1-11）。

③キャリパーをつまんだ部位（脂肪層）の中心にあてて計測する。

④小数点以下第1位まで目盛りを読み取り、3回計測して平均をとる。なお、浮腫がある時は、そのことを記録しておく。

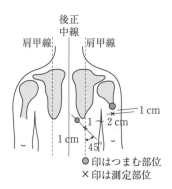

図1−1−10　肩甲骨下部皮下脂肪厚・
　　　　　上腕三頭筋部皮下脂肪厚

資料：厚生省「健康の指標策定検討会報告書」
　　　1982年を一部改変

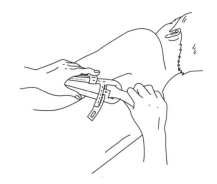

図1−1−11　肩甲骨下部皮下脂肪厚の
　　　　　キャリパーによるつまみ方

注：イラストは仰臥位を示す
資料：図1−1−6に同じ　p.10

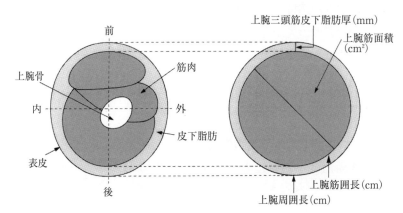

図1−1−12　上腕の輪切りと上腕筋囲、上腕筋面積
資料：図1−1−6に同じ　p.11

● ポイント&アドバイス

1——身長の計測

　計測者は、計測の目的をよく理解し、正しい手技によって計測を行い、計測した値が通常の値と著しく異なる場合は、再度計測して間違いがないことを確認する（他の計測値も同様）。

　身長の計測方法には、立位、仰臥位のほかにも三分割法、石原法、また、推定式による方法などがあり、被計測者の身体状態に応じて使う。仰臥位による身長の計測は、立位が不可能な場合の計測方法であるが、体重の負荷がかからないため、立位身長と比べて長くなる場合がある。三分割法や石原法による計測は、側湾や変形拘縮などで計測が不可能な場合の方法である（図1−1−13）。また、膝高を計測して推定式（式1）で推定身長を算出する方法もある。

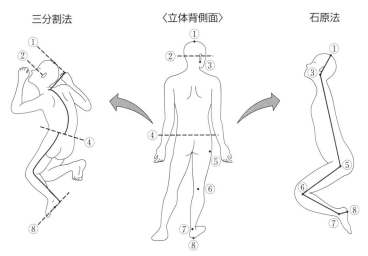

①頭頂、②耳眼水平位、③乳様突起、④腸骨稜上縁、⑤大転子、⑥膝関節外側裂隙、⑦外果、⑧足底を示す

図1－1－13　三分割法、石原法による身長計測

資料：田花利男他監、全国国立病院管理栄養士協議会編『メディカル管理栄養士のためのステップアップマニュアル―栄養管理＆アセスメント―』第一出版　2006年

式1

男性の身長推定式：64.02 +〔2.12×膝高（cm）〕－（0.07×年齢）　誤差：±3.43（cm） 女性の身長推定式：77.88 +〔1.77×膝高（cm）〕－（0.10×年齢）　誤差：±3.26（cm）

2――体重の計測

　立位、座位、仰臥位（式2）、推定式などの計測方法がある。身長計測と同様に、被計測者の身体状態に応じて方法を使い分ける必要がある。立位での計測が難しい場合、車いす用の体重計、スケールベッド（ベッドと体重計が同一化したもの）などを活用する。

式2

男性の体重推定式： 　〔1.01×膝高（cm）〕＋〔上腕周囲長（cm）×2.03〕＋〔上腕三頭筋皮下脂肪厚（mm）×0.46〕 　　＋（年齢×0.01）－49.37　誤差：±5.01（kg） 女性の体重推定式： 　〔1.24×膝高（cm）〕＋〔上腕周囲長（cm）×1.21〕＋〔上腕三頭筋皮下脂肪厚（mm）×0.33〕 　　＋（年齢×0.07）－44.43　誤差：±5.11（kg）

　体重を用いた指標には、式3のように理想体重比（%IBW：%ideal body weight）、平常時体重に対する体重比（%UBW：%usual body weight）、体重減少率（%LBW：%loss of body weight）、体格指数（BMI：body mass index）などがある。

式3

%IBW＝測定時体重（kg）÷理想体重（kg）×100　　※理想体重（kg）＝〔身長（m）〕^{2}×22 %UBW＝測定時体重（kg）÷平常時体重（kg）×100 %LBW＝〔平常時体重（kg）－測定時体重（kg）〕÷平常時体重（kg）×100 BMI＝測定時体重（kg）÷身長（m）^{2}

理想体重比と体重減少率の評価は、表1－1－2、1－1－3のとおりである。また、身長と体重の計測値を組み合わせて体格指数を算出し、栄養状態、肥満・やせの評価に用いられる（表1－1－4、1－1－5）。

表1－1－2　理想体重比の評価判定

%IBW	評価判定
＞　200	病的肥満
150～200	重度肥満
120～150	肥満
110～120	過体重
90～110	標準体重域
80～90	軽度低栄養
70～80	中等度低栄養
＜　70	重度低栄養

表1－1－3　体重減少率の評価

期間	明らかな体重減少	重症の体重減少
1週	1～2%	＞ 2%
1ヵ月	5%	＞ 5%
3ヵ月	7.5%	＞ 7.5%
6ヵ月	10%	＞ 10%

表1－1－4　肥満の判定

肥満症の判定法

	算出法	判定
ブローカ指数	体重(kg)×100 /（身長(cm)－100）	90～110：正常 120以上：肥満
ブローカ指数の変法	体重(kg)×100 /〔（身長(cm)－100）×0.9〕	90～110：正常 120以上：肥満
カウプ指数（乳幼児向き）	体重(kg)/身長$(cm)^2 \times 10^4$	15～18：標準値 18～20：やや肥満 20以上：肥満
ローレル指数（学童向き）	体重(kg)/身長$(cm)^3 \times 10^7$	98～117：やせ型 118～148：標準 149～159：やや肥満 160以上：肥満
BMI（body mass index）（成人向き）*	体重(kg)/身長$(m)^2$	18.5～25未満：標準値 25以上：肥満

＊：日本人成人では、BMI22で有病率が最低となっている。したがって、最も健康な標準的体重(kg)は、22×身長$(m)^2$で求められる。

肥満の判定

BMI（kg/㎡）	日本肥満学会（2011）	WHO基準（1998）
＜18.5	低体重	低体重
18.5≦～＜25	普通体重	正常
25≦～＜30	肥満（1度）	肥満前段階
30≦～＜35	肥満（2度）	肥満Ⅰ度
35≦～＜40	肥満（3度）	肥満Ⅱ度
40≦	肥満（4度）	肥満Ⅲ度

資料：一般社団法人全国栄養士養成施設協会他監　寺本房子他著『サクセス管理栄養士講座　臨床栄養学Ⅱ　―疾患・病態別―』第一出版　2012年

表1−1−5　「日本人の食事摂取基準」における目標とするBMIの範囲（18歳以上）[1, 2]

年齢（歳）	目標とするBMI（kg/m²）
18〜49	18.5〜24.9
50〜64	20.0〜24.9
65〜74[3]	21.5〜24.9
75以上[3]	21.5〜24.9

[1]：男女共通。あくまでも参考として使用すべきである。
[2]：観察疫学研究において報告された総死亡率が最も低かったBMIを基に、疾患別の発症率とBMIの関連、死因とBMIとの関連、喫煙や疾患の合併によるBMIや死亡リスクへの影響、日本人のBMIの実態に配慮し、総合的に判断し目標とする範囲を設定。
[3]：高齢者では、フレイルの予防及び生活習慣病の発症予防の両者に配慮する必要があることも踏まえ、当面目標とするBMIの範囲を21.5〜24.9 kg/m²とした。
資料：厚生労働省「日本人の食事摂取基準（2020年版）―『日本人の食事摂取基準』策定検討会報告書―」2019年　p.61

　Harris-Benedictによる身長、体重、年齢を用いた計算式により、必要エネルギー量を求めることができる（式4、式5）。安静時エネルギー消費量（REE：Resting energy expenditure）を算出し、活動量とストレス係数を加味して求める（表1−1−6）。

式4

男性：REE＝66.5＋13.75×体重（kg）＋5.0×身長（cm）−6.76×年齢（歳）
女性：REE＝655.1＋9.56×体重（kg）＋1.85×身長（cm）−4.68×年齢（歳）

式5

必要エネルギー量＝REE×活動係数×ストレス係数

表1−1−6　活動係数、ストレス係数

活動係数	ストレス係数[1]		
臥床生活　1.2 起床生活　1.3	手術：小手術　1.1 　　　大手術　1.2		感染：軽症　　　1.2 　　　中等症　1.5 　　　重症　　1.8
	外傷：筋肉　　　　1.35 　　　頭部　　　　1.6 　　　骨折　　　　1.3 　　　ステロイド使用　1.6		熱傷：0〜20%体表面積　　　1.0〜1.5[2] 　　　20〜40%体表面積　　1.5〜1.85[2] 　　　40〜100%体表面積　1.85〜2.05[2]

[1]：ストレス係数は、代謝反応が消退するにつれて低くなる
[2]：熱傷の深度によっても変化する

3──周囲長の計測

　立位、仰臥位などの計測方法がある。

①上腕周囲長（AC：arm circumference）

　筋たんぱく質量、エネルギー摂取状況を反映する。筋たんぱく質量の指標として上腕筋囲（AMC：midupper arm muscle circumference）や上腕筋面積（AMA：midupper arm muscle area）が用いられ、以下の算出式で求める。

式6

上腕筋囲（cm）＝上腕周囲長（cm）－π×上腕三頭筋皮下脂肪厚（mm）/10 上腕筋面積（cm²）＝〔上腕筋周囲長（cm）〕²/4π

　また、上腕筋囲の評価判定は、表1－1－7のとおりである。なお、基準値（JARD 2001による日本人の身体計測基準値）については、表1－1－9（p.28）を参照する。

表1－1－7　%上腕筋囲(%AMC)の評価判定

80%以上	70～80%	70%未満
良好	中等度栄養障害	重度栄養障害

注：%AMC＝AMC÷基準値（JARD2001による日本人の身体計測基準値）×100

②下腿周囲長

　体重との相関が強い。筋肉量と体脂肪量の指標として用いられる。

③ウエスト周囲長

　メタボリック・シンドロームの判定において内臓脂肪量を推定する指標として用いられる。腹囲が男性では85 cm以上、女性では90 cm以上が基準値となっている。メジャーを用いて計測する。

④ウエスト・ヒップ比

　内臓脂肪量を推定する指標として用いられる。ウエストの周囲長をヒップの周囲長で割って算出する。男性で0.9以上、女性で0.8以上であれば内臓脂肪型肥満が疑われる。

式7

ウエスト・ヒップ比（W／H）＝ウエスト周囲長（cm）÷ヒップ周囲長（cm）

4──皮下脂肪厚・体脂肪率の計測

　皮下脂肪は、体脂肪の多くを貯蔵するため、皮下脂肪厚が体脂肪と評価される。皮下脂肪厚の代表的な計測部位はいくつかあるが、ここでは、上腕三頭筋部皮下脂肪厚（TSF：triceps skinfold thickness）と肩甲骨下部皮下脂肪厚（SSF：subscapular skin-fold　thickness）によって計測する。また計測時の姿勢は、立位、仰臥位などがある。

　皮下脂肪厚の計測は、キャリパーを用いて利き腕ではないほうの上腕三頭筋部皮下脂肪厚と肩甲骨下部皮下脂肪厚を計測する。3回の計測の平均値を以下の計算式にあてはめて体脂肪率を算出する。

式8

体脂肪率＝｛(4.570／身体密度)－4.142｝×100 成人男性の身体密度：1.0913－0.00116x　　成人女性の身体密度：1.0897－0.00133x X：皮下脂肪厚（mm）＝上腕三頭筋部皮下脂肪厚（mm）＋肩甲骨下部皮下脂肪厚（mm）

表1-1-8　％上腕三頭筋部皮下脂肪厚(％TSF)の評価判定

80％以上	40〜80％	40％未満
良好	中等度栄養障害	重度栄養障害

注：％TSF=TSF÷基準値（JARD2001による日本人の身体計測基準値）×100

　また、上腕三頭筋部皮下脂肪厚の評価判定は、表1-1-8のとおりである。

　この計測方法は、キャリパーのあて方や皮膚のつまみ具合によって誤差が大きい。計測機器の違いや計測者によって計測値に誤差が生じやすいため、計測方法を実践する目的ではなく、データとして比較検討する場合には同一機器で同じ計測者であることが必要である。なお、体脂肪量の計測方法には、このほかにも生体電気インピーダンス法（BIA法）、水中体重測定法、二重エネルギーX線吸収法（DEXA法）、超音波法、近赤外分光法などがある。

　生体電気インピーダンス法は、水分をほとんど含まず電気が流れにくい性質の脂肪と、水分を多く含み電気が流れやすい性質の除脂肪（脂肪以外の組織）との性質の違いから、人体に微弱な電流を流して生体電気インピーダンス（電気の流れやすさ）を計測する方法である。ただし、身体状態による変化が大きく、同じ日でも計測した時間によりばらつきがある。

5──生体電気インピーダンス法による装置を利用した測定

　生体電気インピーダンス方式の高精度筋量計である「Physion　MD」は、左右の上腕、前腕、大腿、下腿および体幹に分けて生体電気インピーダンスを計測し、その生体電気インピーダンスと身体情報（身長、体重、生年月日、性別、左右の上腕長・前腕長・大腿長・下腿長）から体組成を計測する装置である。計測項目は、全身の体組成解析（体内筋肉量、体内骨量、体内除脂肪量、体脂肪量、体内水分量、肥満度、BMI、基礎代謝量）、分節の体組成解析（左右の上腕、前腕、上肢、大腿、下腿、下肢の筋量と左右の体幹筋肉量）のほか、四肢筋量バランス解析、ADL指標である。

　また、高精度体成分分析装置の「InBody」は、右腕、左腕、体幹、右脚、左脚のそれぞれのインピーダンス値を部位別に正確に計測し、体成分分析、骨格筋・脂肪、肥満診断、筋肉バランス、浮腫などのデータを得ることができる。

6──JARD2001による身体計測基準値

　「日本人の新身体計測基準値（JARD2001）」に示されている各基準値（抜粋）は表1-1-9のとおりである。

表１−１−９　JARD2001による日本人の身体計測基準値（性・年代別平均値）

		BMI(kg/m²)	肩甲骨下部皮下脂肪厚SSF(mm)	上腕周囲長AC(cm)	上腕三頭筋部皮下脂肪厚TSF(mm)	上腕筋囲AMC(cm)	下腿周囲長(cm)
男性	平均値	22.71	15.80	27.23	11.36	23.67	34.96
	18〜24歳	21.09	11.64	26.96	10.98	23.51	35.83
	25〜29歳	22.25	14.37	27.75	12.51	23.82	36.61
	30〜34歳	23.48	16.63	28.65	13.83	24.36	37.70
	35〜39歳	23.45	16.35	28.20	12.77	24.19	37.57
	40〜44歳	23.39	16.16	27.98	11.74	24.30	37.15
	45〜49歳	23.17	14.91	27.76	11.68	24.09	36.96
	50〜54歳	23.50	15.62	27.59	12.04	23.78	36.67
	55〜59歳	22.77	13.60	26.89	10.04	23.74	35.48
	60〜64歳	22.81	13.07	26.38	10.06	23.22	34.46
	65〜69歳	21.84	18.26	27.28	10.64	23.94	33.88
	70〜74歳	21.93	16.48	26.70	10.75	23.34	33.10
	75〜79歳	20.99	15.81	25.82	10.21	22.64	32.75
	80〜84歳	20.94	14.57	24.96	10.31	21.72	31.88
	85歳〜	20.65	11.83	23.90	9.44	20.93	30.18
女性	平均値	21.25	17.49	25.28	16.07	20.25	32.67
	18〜24歳	20.34	13.72	24.87	15.39	20.04	34.65
	25〜29歳	20.08	13.48	24.46	14.75	19.82	34.11
	30〜34歳	20.48	14.70	24.75	14.50	20.21	34.00
	35〜39歳	21.11	16.21	25.30	16.14	20.27	34.66
	40〜44歳	22.37	17.33	26.41	16.73	21.21	35.03
	45〜49歳	22.21	16.69	26.02	16.59	20.77	34.38
	50〜54歳	21.84	15.11	25.69	15.46	20.85	33.54
	55〜59歳	22.46	16.17	25.99	16.76	20.83	32.82
	60〜64歳	22.69	16.09	25.75	15.79	20.89	32.01
	65〜69歳	22.53	23.23	26.40	19.70	20.14	32.43
	70〜74歳	21.84	19.57	25.57	17.08	20.24	31.64
	75〜79歳	21.48	16.22	24.61	14.43	20.09	30.61
	80〜84歳	20.49	15.09	23.87	12.98	19.84	29.23
	85歳〜	20.19	11.92	22.88	11.69	19.21	28.07

注：『栄養評価と治療』Vol.19Suppl. メディカルレビュー社　2002年　pp.50-60より抜粋して作成
資料：片井加奈子他編『栄養科学シリーズNEXT　栄養教育論実習』講談社サイエンティフィク　2010年　p.4

【参考文献】
1）杉山みち子監修『栄養アセスメントの実施　身体計測の手技』（アボット栄養アセスメントキットテキスト）医科学出版社　2008年
2）「これだけは知っておきたい！　アセスメントに役立つ検査値の読みかた」『Nutrition care 第1巻5号』メディカ出版　2008年
3）齋藤禮子編『改訂 栄養教育・指導演習』建帛社　2010年
4）田花利男ほか監修、全国国立病院管理栄養士協議会編『メディカル管理栄養士のためのステップアップマニュアル』第一出版　2004年

UNIT 1-2 栄養アセスメント②
―栄養・食生活状況のアセスメント―

1 エネルギーおよび栄養素の適正な摂取量の把握 ―エネルギー消費量の算出―

実習・演習の目標

対象者のエネルギーおよび栄養素の食事摂取基準の算出方法を習得する。

☑ **事前にチェック！**

- □ 日本人の食事摂取基準（2020年版）の基本的な考え方を理解しているか。
- □ 日本人の食事摂取基準（2020年版）における改正点を理解しているか。
- □ 食事摂取基準の各指標、推定平均必要量（EAR）、推奨量（RDA）、目安量（AI）、耐容上限量（UL）、および目標量（DG）の概念を理解しているか。
- □ 健康な個人、または集団を対象とした日本人の食事摂取基準（2020年版）の活用に関する基本的事項を理解しているか。

Work 1-2-1

対象者（実習生自身）のエネルギーおよび栄養素の食事摂取基準を算出してみよう 【推奨時間：90分×2】

●**用意するもの**（参考資料・ツール）

①厚生労働省「日本人の食事摂取基準（2020年版）」

　https://www.mhlw.go.jp/content/10904750/000586553.pdf

②生活時間調査表

　ファイル名：UNIT 1 －2.xlsx　シート名：ワークシート 1 － 2 － 1

③総エネルギー消費量等の算出表

　ファイル名：UNIT 1 －2.xlsx　シート名：ワークシート 1 － 2 － 2

④活動量計（市販品〔アクティブスタイルプロ、ライフコーダGSなど〕）、電卓等

⑤エネルギーおよび栄養素の食事摂取基準の算出表

　ファイル名：UNIT 1 －2.xlsx　シート名：ワークシート 1 － 2 － 3

●ワークの手順

1．事前課題　―生活時間調査と生活習慣記録機による測定―

　Work 1 - 2 - 2（p.38）で行う食事記録と同日の3日間、生活時間調査（タイムスタディ）を行い、**ワークシート1 - 2 - 1に記録しておく**（表1 - 2 - 1参照）。

　同様に、同日の3日間、活動量計を装着して測定する。なお、活動量計には、先に個人データを設定しておく。

2．1日当たりの総エネルギー消費量および身体活動レベル（PAL）算出

①生活時間調査による算出

　❶3日間の生活時間調査の結果から、1日ごとに活動内容別の時間数を算出する
　　（ワークシート1 - 2 - 2：表1 - 2 - 2参照）。

　❷各身体活動の強度を示す指標となるメッツ値（metabolic equivalent：METの複数形METs、座位安静時代謝量の倍数として表した各身体活動の強度の指標）を用いて、以下の式より1日当たりの総エネルギー消費量、および身体活動レベル（physical activity level：PAL）を算出する。なお、各活動内容におけるメッツ値は、表1 - 2 - 3を参考にする。

式1

> 1日あたりの総エネルギー消費量（kcal/日）
> 　＝座位安静時代謝量＊×METs平均値/0.9
> 　＝（基礎代謝量×1.1）×METsの平均値/0.9
>
> 基礎代謝量（kcal/日）＝基礎代謝基準値（kcal/kg/日）×現体重（kg）
>
> 身体活動レベル（PAL）
> 　＝1日あたりの総エネルギー消費量（kcal/日）÷1日あたりの基礎代謝量（kcal/日）

＊：座位安静時代謝量＝1メッツ＝3.5 ml/kg/分

②活動量計で測定した後、測定データから総エネルギー消費量や運動量、運動強度別に示された日別推移グラフ等を作成し、確認する。また、身体活動レベルも算出する。

3．妥当性の検討

①生活時間調査および活動量計より算出された総エネルギー消費量を比較し、その妥当性について検討する。

②両調査の総エネルギー消費量に差がある場合には、どの活動に違いがあるのか運動強度などを考慮し検討する。

4．栄養素の食事摂取基準の算出

　ワークシート1 - 2 - 3を用いて、日本人の食事摂取基準（2020年版）をもとに、年齢、性別、身体活動レベルを考慮したエネルギーおよび栄養素の食事摂取基準を算出する（表1 - 2 - 4参照）。

表 1 － 2 － 1　生活時間調査表の記入例　【ワークシート 1 － 2 － 1】

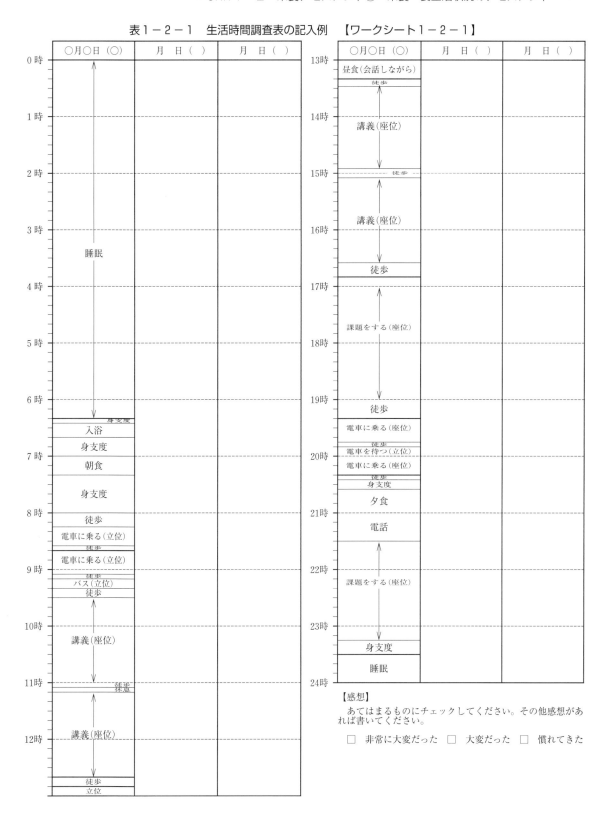

【感想】
　あてはまるものにチェックしてください。その他感想があれば書いてください。

　　□　非常に大変だった　　□　大変だった　　□　慣れてきた

表1－2－2　総エネルギー消費量の算出表記入例（例：20歳女性）　【ワークシート1－2－2】

作業内容	メッツ値（メッツ）*	○月○日（○）		月 日 ( )		月 日 ( )		平均	
		時間（分）	エクササイズ（Ex）＝メッツ×時間	時間（分）	エクササイズ（Ex）＝メッツ×時間	時間（分）	エクササイズ（Ex）＝メッツ×時間	時間（分）	エクササイズ（Ex）＝メッツ×時間
睡眠	0.9	410	369.0						
休憩（座）	1.0	5	5.0						
テレビ、ビデオ鑑賞	1.0								
乗り物（座）	1.0								
乗り物（立）	1.2	30	36.0						
読書（座）	1.3	45	58.5						
談話（座）	1.5								
電話（座）	1.5	10	15.0						
電話（立）	1.8								
食事	1.5	90	135.0						
食事（会話しながら）	2.0								
入浴（座）	1.5	45	67.5						
シャワーを浴びる	2.0	20	40.0						
車の運転	1.5								
机上事務、講義	1.5	450	675.0						
身支度	2.0	60	120.0						
料理の準備	2.0	85	170.0						
炊事	2.3	55	126.5						
皿洗い	1.8								
歩行（平地・非常に遅い）	2.0	110	220.0						
普通歩行（平地・遅い）	2.8	15	42.0						
普通歩行（平地・買い物等）	3.0								
歩行（通勤時など）	3.5								
速歩	4.3								
実験実習（立・座）	2.0								
実験実習（歩行）	2.5								
掃除（屋内）	3.3	10	33.0						
バレーボール	3.0								
自転車	3.0								
ソフトボール	5.0								
エアロビクス	7.3								
階段を下りる	3.5								
階段を上がる	4.0								
合計		1440	(a) 2,112.5		(a)		(a)		(a)
METsの平均値＝(a)÷1140分		(b)	1.5	(b)		(b)		(b)	
基礎代謝量（kcal）＝基礎代謝基準値×現体重		(c)	1105.0	(c)		(c)		(c)	
1日あたりの総エネルギー消費量（TEE）（kcal/日）＝（(c)×1.1）×(b)/0.9		(d)	2025.8	(d)		(d)		(d)	
身体活動レベル（PAL）＝(d)÷(c)			1.83						
		○月○日（○）		月 日 ( )		月 日 ( )		平均	
歩数		6435　歩		歩		歩		歩	
現体重		50　kg		kg		kg		kg	

＊：メッツ値は、厚生労働省「健康づくりのための身体活動基準2013」2013年を参考に記載した。

表１－２－３　身体活動のエクササイズ数表

生活活動のメッツ表

メッツ	３メッツ以上の生活活動の例
3.0	普通歩行（平地、67 m/分、犬を連れて）、電動アシスト付き自転車に乗る、家財道具の片づけ、子どもの世話（立位）、台所の手伝い、大工仕事、梱包、ギター演奏（立位）
3.3	カーペット掃き、フロア掃き、掃除機、電気関係の仕事：配線工事、身体の動きを伴うスポーツ観戦
3.5	歩行（平地、75〜85 m/分、ほどほどの速さ、散歩など）、楽に自転車に乗る（8.9 km/時）、階段を下りる、軽い荷物運び、車の荷物の積み下ろし、荷づくり、モップがけ、床磨き、風呂掃除、庭の草むしり、子どもと遊ぶ（歩く／走る、中強度）、車椅子を押す、釣り（全般）、スクーター（原付）・オートバイの運転
4.0	自転車に乗る（≒16 km/時未満、通勤）、階段を上る（ゆっくり）、動物と遊ぶ（歩く／走る、中強度）、高齢者や障がい者の介護（身支度、風呂、ベッドの乗り降り）、屋根の雪下ろし
4.3	やや速歩（平地、やや速めに＝93 m/分）、苗木の植栽、農作業（家畜に餌を与える）
4.5	耕作、家の修繕
5.0	かなり速歩（平地、速く＝107 m/分））、動物と遊ぶ（歩く／走る、活発に）
5.5	シャベルで土や泥をすくう
5.8	子どもと遊ぶ（歩く／走る、活発に）、家具・家財道具の移動・運搬
6.0	スコップで雪かきをする
7.8	農作業（干し草をまとめる、納屋の掃除）
8.0	運搬（重い荷物）
8.3	荷物を上の階へ運ぶ
8.8	階段を上る（速く）

メッツ	３メッツ未満の生活活動の例（身体活動量の目標の計算に含まないもの）
1.8	立位（会話、電話、読書）、皿洗い
2.0	ゆっくりした歩行（平地、非常に遅い＝53 m/分未満、散歩または家の中）、料理や食材の準備（立位、座位）、洗濯、子どもを抱えながら立つ、洗車・ワックスがけ
2.2	子どもと遊ぶ（座位、軽度）
2.3	ガーデニング（コンテナを使用する）、動物の世話、ピアノの演奏
2.5	植物への水やり、子どもの世話、仕立て作業
2.8	ゆっくりした歩行（平地、遅い＝53 m/分）、子ども・動物と遊ぶ（立位、軽度）

生活活動のメッツ表

メッツ	3メッツ以上の運動の例
3.0	ボウリング、バレーボール、社交ダンス（ワルツ、サンバ、タンゴ）、ピラティス、太極拳
3.5	自転車エルゴメーター（30〜50ワット）、自体重を使った軽い筋力トレーニング（軽・中等度）、体操（家で、軽・中等度）、ゴルフ（手引きカートを使って）、カヌー
3.8	全身を使ったテレビゲーム（スポーツ・ダンス）
4.0	卓球、パワーヨガ、ラジオ体操第1
4.3	やや速歩（平地、やや速めに＝93m/分）、ゴルフ（クラブを担いで運ぶ）
4.5	テニス（ダブルス）＊、水中歩行（中等度）、ラジオ体操第2
4.8	水泳（ゆっくりとした背泳）
5.0	かなり速歩（平地、速く＝107m/分）、野球、ソフトボール、サーフィン、バレエ（モダン、ジャズ）
5.3	水泳（ゆっくりとした平泳ぎ）、スキー、アクアビクス
5.5	バドミントン
6.0	ゆっくりとしたジョギング、ウェイトトレーニング（高強度、パワーリフティング、ボディビル）、バスケットボール、水泳（のんびり泳ぐ）
6.5	山を登る（0〜4.1kgの荷物を持って）
6.8	自転車エルゴメーター（90〜100ワット）
7.0	ジョギング、サッカー、スキー、スケート、ハンドボール＊
7.3	エアロビクス、テニス（シングルス）＊、山を登る（約4.5〜9.0kgの荷物を持って）
8.0	サイクリング（約20km/時）
8.3	ランニング（134m/分）、水泳（クロール、ふつうの速さ、46m/分未満）、ラグビー＊
9.0	ランニング（139m/分）
9.8	ランニング（161m/分）
10.0	水泳（クロール、速い、69m/分）
10.3	武道・武術（柔道、柔術、空手、キックボクシング、テコンドー）
11.0	ランニング（188m/分）、自転車エルゴメーター（161〜200ワット）

メッツ	3メッツ未満の運動の例（身体活動量の目標の計算に含まないもの）
2.3	ストレッチング、全身を使ったテレビゲーム（バランス運動、ヨガ）
2.5	ヨガ、ビリヤード
2.8	座って行うラジオ体操

＊：試合の場合
出典：厚生労働省「健康づくりのための身体活動基準2013」2013年　pp.51-52

表1－2－4　栄養素の食事摂取基準の算出（1歳以上）[*1]　【ワークシート1－2－3】

推定エネルギー必要量						
エネルギー	基礎代謝基準値(kcal/kg体重/日)×参照体重(kg)×身体活動レベル					
栄養素		推定平均必要量 (EAR)	推奨量 (RDA)	目安量 (AI)	耐容 上限量 (UL)	目標量 (DG)
たんぱく質		0.66(たんぱく質維持必要量(g/kg体重/日)) ×参照体重/(日常食混合たんぱく質利用効率)	EAR×1.25 (推奨量算定係数)	－	－	○[*2]
脂質	脂質 ％エネルギー	－	－	－	－	○[*2]
	飽和脂肪酸 ％エネルギー[*4]	－	－	－	－	○[*2]
	n－6系脂肪酸	－	－	○	－	－
	n－3系脂肪酸	－	－	○	－	－
	コレステロール[*4]	－	－	－	－	－
炭水化物	炭水化物 ％エネルギー	－	－	－	－	○[*2]
	食物繊維	－	－	－	－	○
脂溶性 ビタミン	ビタミンA (レチノール活性当量)	9.3μgRAE/kg体重/日×参照体重	EAR×1.4	－	○	－
	ビタミンD	－	－	○	○	－
	ビタミンE	－	－	○	○	－
	ビタミンK	－	－	○	－	－
水溶性 ビタミン	ビタミンB₁	0.45(mg)×推定エネルギー必要量 (kcal/日)÷1000(kcal)	EAR×1.2	－	－	－
	ビタミンB₂	0.50(mg)×推定エネルギー必要量 (kcal/日)÷1000(kcal)	EAR×1.2	－	－	－
	ナイアシン	4.8(mgNE)×推定エネルギー必要量 (kcal/日)÷1000(kcal)	EAR×1.2	－	○	－
	ビタミンB₆	0.019×たんぱく質推奨量	EAR×1.2	－	○	－
	ビタミンB₁₂	○	EAR×1.2	－	－	－
	葉酸	○	EAR×1.2	－	○[*3]	－
	パントテン酸	－	－	○	－	－
	ビオチン	－	－	○	－	－
	ビタミンC	○	EAR×1.2	－	－	－
多量 ミネラル	ナトリウム (食塩相当量[*4](g/日))	○ (○)	－	－	－	(○)
	カリウム	－	－	○	－	○
	カルシウム	○	EAR×1.2	－	○	－
	マグネシウム	4.5mg/kg体重/日×参照体重	EAR×1.2	－	○[*3]	－
	リン	－	－	○	○	－
微量 ミネラル	鉄	○	EAR×1.2 (6歳以上)	－	○	－
	亜鉛	○	EAR×1.2	－	○	－
	銅	○	EAR×1.2	－	○	－
	マンガン	－	－	○	○	－
	ヨウ素	○	EAR×1.4	－	○	－
	セレン	○	EAR×1.2	－	○	－
	クロム	－	－	○	○[*3]	－
	モリブデン	○	EAR×1.3	－	○	－

○：日本人の食事摂取基準（2020年版）の該当する性・年齢階級別の食事摂取基準をそのまま書き出す。該当する性・年齢階級に食
　　事摂取基準が設定されていない場合は、未記入とする。
－：日本人の食事摂取基準（2020年版）に基準値が設定されていない項目
＊1：一部の年齢階級についてだけ設定した場合も含む。
＊2：エネルギー産生栄養素バランス（たんぱく質、脂質、炭水化物（アルコール含む）が、それぞれ総エネルギー摂取量に占める
　　べき割合）を示す（％エネルギー）。
＊3：通常の食品以外からの摂取について定めた。
＊4：日本人の食事摂取基準（2020年版）に重症化予防を目的とした量や参考情報が記載されている。
出典：厚生労働省「日本人の食事摂取基準（2020年版）―『日本人の食事摂取基準』策定検討会報告書―」2019年をもとに作成

● ポイント＆アドバイス

1——生活時間調査表を記入する際の留意点

①運動の強度がわかるように、生活活動の内容をできるだけ詳細に記録をする。たとえば通学では、徒歩、電車、自転車、車などの交通手段について、授業、実験実習などでは、座位か立位かなどについても記入する（表1-2-1参照）。

②1日の生活時間にしたがって活動内容を分、または時間単位で記入する（表1-2-2）。時間の合計に間違いがないように注意する（1日：1,440分〔24時間〕）。

2——活動量計について

活動量計は、個人データ（性別、年齢、身長、体重等）を設定し、1日当たりの総エネルギー消費量、運動量、歩数を測定し、身体活動レベルを推定することができる。また、機種によりパソコンにデータを通信することで、1日の生活（身体活動）パターンや総エネルギー消費量の日別推移グラフなどが作成できる。ただし、水に濡れる場所では使用できないため、入浴や水泳時には機器を取り外さなければならない。そのため、総エネルギー消費量を推測する場合は、機器を装着していない時間のエネルギー消費量分を加算する必要がある。

現在の活動量計のほとんどは、加速度を利用してエネルギー消費量を推定する方法が広く用いられているが、機器の種類により、推定方法や推定精度に差がある。したがって、使用する際には機器の特徴や限界を踏まえて使用するとよい。

3——食事摂取基準の算出について

食事摂取基準の算出方法は、表1-2-4のとおりである。身体活動レベル（PAL）は、本ワークにおいては生活時間調査および活動量計による測定をもとに算出した値を検討してどちらかを選択する。

日本人の食事摂取基準（2020年版）では、エネルギーの摂取量および消費量のバランス（エネルギー収支バランス）の維持を示す指標として、体格指数（BMI）を採用している。食事摂取状況のアセスメントが必要な場合は、推定エネルギー必要量を算出し、活用する。エネルギー摂取量については、体重ならびにBMIなどでエネルギー収支のバランスを評価できる。BMIの正常範囲は18〜49歳で18.5以上25.0未満とされているが、体重が増加傾向、または減少傾向にある場合は、エネルギーバランスが正、または負になっていることを示すため、留意して適切に対応することが必要である。

4——「日本人の食事摂取基準（2020年版）」活用の基本事項

健康な個人または集団を対象として、健康の保持・生活習慣病の予防のための食事

表1−2−5　個人の食事改善を目的として食事摂取基準を活用する場合の基本的事項

目的	用いる指標	食事摂取状況のアセスメント	食事改善の計画と実施
エネルギー摂取の過不足の評価	体重変化量 BMI	○体重変化量を測定 ○測定されたBMIが、目標とするBMIの範囲を下回っていれば「不足」、上回っていれば「過剰」のおそれがないか、他の要因も含め、総合的に判断	○BMIが目標とする範囲内に留まること、又はその方向に体重が改善することを目的として立案 <留意点>おおむね4週間ごとに体重を計測記録し、16週間以上フォローを行う
栄養素の摂取不足の評価	推定平均必要量 推奨量 目安量	○測定された摂取量と推定平均必要量及び推奨量から不足の可能性とその確率を推定 ○目安量を用いる場合は、測定された摂取量と目安量を比較し、不足していないことを確認	○推奨量よりも摂取量が少ない場合は、推奨量を目指す計画を立案 ○摂取量が目安量付近かそれ以上であれば、その量を維持する計画を立案 <留意点>測定された摂取量が目安量を下回っている場合は、不足の有無やその程度を判断できない
栄養素の過剰摂取の評価	耐容上限量	○測定された摂取量と耐容上限量から過剰摂取の可能性の有無を推定	○耐容上限量を超えて摂取している場合は耐容上限量未満になるための計画を立案 <留意点>耐容上限量を超えた摂取は避けるべきであり、それを超えて摂取していることが明らかになった場合は、問題を解決するために速やかに計画を修正、実施
生活習慣病の発症予防を目的とした評価	目標量	○測定された摂取量と目標量を比較。ただし、発症予防を目的としている生活習慣病が関連する他の栄養関連因子及び非栄養性の関連因子の存在とその程度も測定し、これらを総合的に考慮した上で評価	○摂取量が目標量の範囲内に入ることを目的とした計画を立案 <留意点>発症予防を目的としている生活習慣病が関連する他の栄養関連因子及び非栄養性の関連因子の存在と程度を明らかにし、これらを総合的に考慮した上で、対象とする栄養素の摂取量の改善の程度を判断。また、生活習慣病の特徴から考えて、長い年月にわたって実施可能な改善計画の立案と実施が望ましい

出典：厚生労働省「日本人の食事摂取基準（2020年版）─『日本人の食事摂取基準』策定検討会報告書─」p.40

表1−2−6　集団の食事改善を目的として食事摂取基準を活用する場合の基本的事項

目的	用いる指標	食事摂取状況のアセスメント	食事改善の計画と実施
エネルギー摂取の過不足の評価	体重変化量 BMI	○体重変化量を測定 ○測定されたBMIの分布から、BMIが目標とするBMIの範囲を下回っている、あるいは上回っている者の割合を算出	○BMIが目標とする範囲内に留まっている者の割合を増やすことを目的として計画を立案 <留意点>一定期間をおいて2回以上の評価を行い、その結果に基づいて計画を変更し、実施
栄養素の摂取不足の評価	推定平均必要量 目安量	○測定された摂取量の分布と推定平均必要量から、推定平均必要量を下回る者の割合を算出 ○目安量を用いる場合は、摂取量の中央値と目安量を比較し、不足していないことを確認	○推定平均必要量では、推定平均必要量を下回って摂取している者の集団内における割合をできるだけ少なくするための計画を立案 ○目安量では、摂取量の中央値が目安量付近かそれ以上であれば、その量を維持するための計画を立案 <留意点>摂取量の中央値が目安量を下回っている場合、不足状態にあるかどうかは判断できない
栄養素の過剰摂取の評価	耐容上限量	○測定された摂取量の分布と耐容上限量から、過剰摂取の可能性を有する者の割合を算出	○集団全員の摂取量が耐容上限量未満になるための計画を立案 <留意点>耐容上限量を超えた摂取は避けるべきであり、超えて摂取している者がいることが明らかになった場合は、問題を解決するために速やかに計画を修正、実施
生活習慣病の発症予防を目的とした評価	目標量	○測定された摂取量の分布と目標量から、目標量の範囲を逸脱する者の割合を算出する。ただし、発症予防を目的としている生活習慣病が関連する他の栄養関連因子及び非栄養性の関連因子の存在と程度も測定し、これらを総合的に考慮した上で評価	○摂取量が目標量の範囲に入る者又は近づく者の割合を増やすことを目的とした計画を立案 <留意点>発症予防を目的としている生活習慣病が関連する他の栄養関連因子及び非栄養性の関連因子の存在とその程度を明らかにし、これらを総合的に考慮した上で、対象とする栄養素の摂取量の改善の程度を判断。また、生活習慣病の特徴から考え、長い年月にわたって実施可能な改善計画の立案と実施が望ましい

出典：表1−2−5に同じ　p.45

改善に「日本人の食事摂取基準（2020年版)」を活用する場合、PDCAサイクル（食事摂取状況のアセスメント→計画 (Plan)→実施 (Do)→検証 (Check)→改善 (Act)）に基づく活用を基本とし、表1-2-5、1-2-6を参照して栄養教育を行う。

2 エネルギーおよび栄養素の摂取量の把握 ―栄養価計算―

実習・演習の目標

　3日間の食事を記録し、日本食品標準成分表と栄養価計算ソフトを用いて、栄養素等摂取量の算出方法を習得する。

☑ **事前にチェック！**

　　□　日本食品標準成分表の使い方を理解しているか。

　　□　栄養価計算の方法について理解しているか。

Work 1-2-2

3日間の食事記録から栄養素等摂取量を算出してみよう

【推奨時間：90分×2】

●**用意するもの**（参考資料・ツール）

①スケール（サイズの比較対象物）

②カメラ

③ランチョンマット

④日本食品標準成分表

⑤栄養価計算ソフト（市販品）

⑥食事記録

　ファイル名：UNIT 1 -2.xlsx　シート名：ワークシート1-2-4

⑦栄養素等摂取量

　ファイル名：UNIT 1 -2.xlsx　シート名：ワークシート1-2-5

●**ワークの手順**

1．**事前課題　―食事記録―**　【調査3日間】

①3日間の食事を記録する。調査日は、連続した3日間(平日2日間および休日1日)とする。設定にあたっては、特別な行事のない日常の食事が反映できる日を選ぶ。

学生の場合、調理実習などで特別な食事をする日も極力避ける。

②朝食、昼食、夕食、間食について、飲食したものはすべて重量を計量し、**ワークシート1−2−4**に記録する（図1−2−1参照）。調理をする場合は、できるだけ調理前の食材の重量を量る。また、残した場合は、その分量を差し引いて記録する。栄養補助食品や保健機能食品、特別用途食品などについても記録する。記録用紙に料理名、材料名、重量をできる限り正確に記録する。

③食生活と食環境についても、**ワークシート1−2−4**に記録する。同時に食事の環境について、いつ、どこで、誰と、何を、どれだけ、どのような気分で食べたか、また、食形態（内食、中食、外食）についても詳しく記録する。

④記録の精度を高めるために、同時に食前と食後の写真撮影を行い、**ワークシート1−2−4**に添付する。

2．問診による食事記録の点検

①2人1組となり、各自の食事記録用紙（**ワークシート1−2−4**）を交換する。

②対象者の食事記録を点検し、記入漏れ、重量の誤り、誤記入など、対象者に確認すべき問診項目を考える。

③管理栄養士・栄養士役と対象者役に分かれる。

④管理栄養士・栄養士役は、対象者役の食事記録を問診し、確認する。確認した項目は、赤ペンで記録用紙に記入する（質問時間20分/3日間分）。

⑤役を交代して⑤を繰り返す。

⑥お互いに問診した後、食事記録で見落としやすい点について考察する。

3．栄養価計算

①日本食品標準成分表を用いて、摂取した食品について重量当たりの栄養価を算出する（**ワークシート1−2−5**：表1−2−7参照）。栄養価は、1日ごとと、3日間の平均値を算出し、日別および平均的な栄養素等摂取量を把握する。

②PFCエネルギー比率を算出する。

● ポイント＆アドバイス

1──食事記録の記入例、および注意点

朝食と昼食の食事記録の記入例は、図1−2−1のとおりである。以下、記入の際の注意点を挙げる。

①日常の食事を記録する。体調の悪い日や特別な食事をする日は除く。また、記録が面倒だからといって、間食を我慢したり、食べるものを簡素化しない。

②見落としやすい調味料や油も計量し、忘れず記録する。ドレッシングや揚げ油、コーヒーや紅茶などの嗜好飲料では砂糖やミルクも記録する。

③計量した際、どの状態（乾燥か水戻し）で計量したのかを記録しておく。

④食品は、できるだけ詳しく記入する（乳製品（牛乳やヨーグルト）：低脂肪、普通、無糖、加糖などの種類、肉の部位などわかる範囲で記入）。

⑤市販食品を利用した場合は、栄養表示、メーカー、商品名などを記録する。日本食

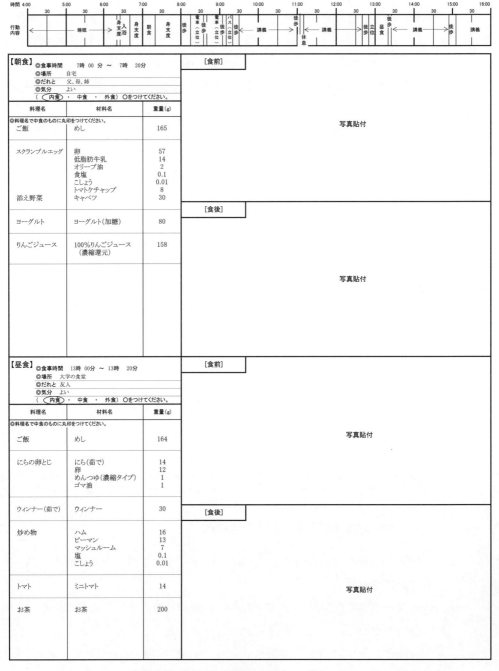

図１－２－１　食事記録の記入例（朝食と昼食）　【ワークシート１－２－４】

品標準成分表に収載されていない食品（冷凍食品や菓子パン、スナック菓子など）
は、栄養価計算をする際の参考にすることができる。

⑥間食や飲料は忘れやすいので、記入漏れのないよう注意する。

⑦麺類などの汁がある場合は、残った汁の量を量り、実際に摂取した量を算出する。

2──写真撮影による食事記録の方法と注意点

　食前と食後に写真撮影を行うことによって、食事記録としての精度を高めることができる。たとえば、記録漏れがあったり、重量などを確認する際の参考にしたり、残菜や果物の廃棄などを確認する際の参考にすることができる。

　写真撮影の方法と注意点は、以下のとおりである。

①写真を撮る場合には、食品や食器の大きさがわかるように基準となるものを置く。ランチョンマットや大きさの決まったメモ用紙などを置くとよい。

②ランチョンマットを敷き、その上に料理を置く。料理がすべて見えるように配置し、皿が重ならないように注意する（図1−2−2）。

③手前に、食事した日時、食事の区分（朝食、昼食、夕食、間食など）を書いたメモ用紙（大きさを決めておく）を置く。

④ランチョンマットの全体が入るように撮影する。

⑤食後は、残菜や果物の皮、肉や魚の骨など残ったものも含めてすべて撮影する。

⑥1人分の食事を撮影する。鍋料理のような大人数で食べるような料理は、取り皿に分けたものを撮影する。

⑦外食の場合などは、許可を得て写真撮影をする。

⑧写真撮影では明るさに留意する。撮影対象とカメラの角度は45度くらいが望ましい。

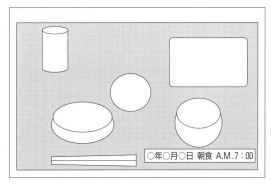

図1−2−2　写真撮影の例

3──問診項目を設定する際の留意点

①朝食、昼食、夕食、間食に空白がある場合、欠食か記入漏れかを確認する。

②間食は記録を忘れやすいので、記録されていなくても再度確認する。

③写真と記録を見合わせて、食品の記入漏れや重量の誤りがないかを確認する。

④食後の写真に、果物の皮、魚や肉の骨がある場合には、もとの重量から差し引いているかを確認する。

⑤記入している重量は、調理のどの段階のものであるか（生、茹でなど）を確認する。

⑥調味料の記入漏れがないかを確認する。

⑦油の記入漏れがないかを確認する。揚げ物の場合は、吸油量を算出して記入する。

⑧乾物は、水で戻した重量か、乾燥した重量かを確認する。

⑨ヨーグルトや牛乳などは、無糖、加糖、低脂肪などできるだけ詳しく確認する。

4──栄養価計算を行う際の留意点

栄養素等摂取量の記入例は、表1−2−7のとおりである。また、栄養価計算を行う際には、以下の点に留意する。

①食事記録の項目を正確に計算し、食品の見落としや重量の誤りがないよう注意する。

②日本食品標準成分表に記載されている食品の選択に注意する。肉の種類や部位、魚の種類について適正なものを選択する。

③日本食品標準成分表に記載されていない食品や加工品は、栄養表示を参考にする。

④欠食した場合の栄養価は0と記入する。

表1−2−7　栄養素等摂取量の記入例　【ワークシート1−2−5】

記録日	エネルギー（kcal）					たんぱく質（g）					脂質（g）				
	朝食	昼食	夕食	間食	合計	朝食	昼食	夕食	間食	合計	朝食	昼食	夕食	間食	合計
○月○日	0	535	1160	123	1818	0	22.5	39.3	0	61.8	0	25.7	58.9	0	84.6
○月△日	291	573	488	195	1547	10.6	22	23	2.2	57.8	11.7	17.3	11.1	7.5	47.6
○月×日	352	590	449	0	3365	14.5	19.4	24.2	0	119.6	10.8	18.5	11.8	0	132.2
平均	214	566	699	106	2243	8.4	21.3	28.8	0.7	79.7	7.5	20.5	27.3	2.5	88.1
SD	188	28	400	99	980	7.5	1.7	9.1	1.3	34.5	6.5	4.5	27.4	4.3	42.4
max	352	590	1160	195	3365	14.5	22.5	39.3	2.2	119.6	11.7	25.7	58.9	7.5	132.2
min	0	535	449	0	1547	0	19.4	23	0	57.8	0	17.3	11.1	0	47.6

3　栄養、食品、料理レベルでの食事の評価

実習・演習の目標

対象者（個人）が摂取した食事を、栄養素レベル、食品レベル、料理レベルから評価するための考え方および方法を習得する。

☑ **事前にチェック！**

　□　対象者に見合ったエネルギーおよび栄養素の食事摂取基準を理解しているか。

　□　食事バランスガイドの使い方を理解しているか。

Work 1 - 2 - 3

　３日間の食事記録をもとに、栄養素レベル、食品・食材レベル、食事・料理レベルで評価してみよう　　　　　　　　　　　【推奨時間：90分×2】

●**用意するもの**（ツール）

①食事摂取基準を指標とした栄養素等摂取量の評価

　ファイル名：UNIT 1 － 2.xlsx　シート名：ワークシート 1 － 2 － 6

②出現食品

　ファイル名：UNIT 1 － 2.xlsx　シート名：ワークシート 1 － 2 － 7

③出現野菜

　ファイル名：UNIT 1 － 2.xlsx　シート名：ワークシート 1 － 2 － 8

④食事バランスガイド

　ファイル名：UNIT 1 － 2.xlsx　シート名：ワークシート 1 － 2 － 9

⑤料理レベルでの評価

　ファイル名：UNIT 1 － 2.xlsx　シート名：ワークシート 1 － 2 － 10

●**ワークの手順**

1．栄養素レベルの評価

①ワークシート 1 － 2 － 6 を用いて、日別の摂取量と３日間の平均的な摂取量を記入する（表 1 － 2 － 8 参照）。

②Work 1 － 2 － 1 のワークシート 1 － 2 － 3 で作成した各指標を用いて評価する。

2．食品・食材レベルの評価

①３日間の食事記録をもとに、摂取した食品をワークシート 1 － 2 － 7、1 － 2 － 8 に記入し、頻度と重量を記入する（表 1 － 2 － 9 参照）。

②調理加工食品などは、できる限り素材となる単位まで分解し、食品数として数える。

③食品の種類別に摂取頻度と重量について、１食（朝食、昼食、夕食、間食）、１日、３日間の平均で算出する。

④日別および３日間を通して何品目の食品を摂取しているか、不足しやすい食品や摂りすぎている食品はないかなど食習慣や食嗜好について評価する。

⑤淡色野菜、緑黄色野菜における１日当たりの摂取量について、日別および３日間の平均で評価する。

３．食事・料理レベルの評価

①性別、年齢、活動量から、対象者に必要な１日のエネルギー量と食事の量をチェックする。

②３日間の食事記録をもとに、**ワークシート１－２－９**を用いて、１日ごとに食事バランスガイドで料理のサービング数を計算する。

③料理区分に従い、サービングの数だけ色を塗る。

④コマの傾き具合から、各日の食事について不足しているものと過剰なもののバランスを評価する。

⑤**ワークシート１－２－10**を用いて、３日間の食事記録をもとに摂取した料理を調理方法（生、焼く、蒸す、煮る、揚げるなど）によって分類する。

⑥料理方法による頻度を出す。

⑦３日間で摂取した料理から、食傾向や食嗜好について評価する。

ポイント＆アドバイス

１──食事摂取基準を指標とした栄養素等摂取量の評価

食事摂取基準を指標とした栄養素等摂取量の評価表の記入例は、表１－２－８のとおりである。

表１－２－８　食事摂取基準を指標とした栄養素等摂取量の評価表の記入例
【ワークシート１－２－６】

	単位		摂取量	指標 推定エネルギー必要量		評価
エネルギー	kcal	基準		1175.5		
		１日目	1818			
		２日目	1745			
		３日目	1495			
		平均値	1687			

	単位		摂取量	指標					評価
				推定平均必要量	推奨量	目安量	目標量	耐容上限量	
たんぱく質	g	基準		37.1	46.4				
		１日目	61.8						
		２日目	50.2						
		３日目	43.5						
		平均値	51.8						

2──出現食品と出現野菜の入力方法

　食品の種類別による摂取頻度と重量、また、淡色野菜および緑黄色野菜の摂取頻度と重量の入力方法は、表1－2－9のとおりである。

表1－2－9　出現食品と出現野菜の入力方法【ワークシート1－2－7、1－2－8】

注意事項
①黄色のセルのみ入力する。合計欄、平均欄はそれぞれ数式が入っており、自動的に計算される。
②頻度は回数、重量はgで入力する。
③印刷すると数ページに渡るが、横の列はA列からX列まで同じページに収まるように調整する。

出現食品の入力について
・野菜を除くすべての食品（調味料も含む）を入力する。
・群分けは4つの食品群で分けて1、2、3、4の数字（半角）をそれぞれ入力する。

第1回　出現食品

食事記録日：　●月●日～●月●日　　　　クラス　　　学籍番号　　　　　　　氏名

	群分け	食品名		1日目					2日目					3日目					平均				
				朝	昼	夕	間	合計	朝	昼	夕	間	合計	朝	昼	夕	間	合計	朝	昼	夕	間	合計
1	4	めし	頻度	1	1	1	0	3	0	1	1	0	2	1	1	1	0	3	0.7	1	1	0	2.7
	4	めし	重量	150	165	164	0	479	0	170	200	0	370	155	130	260	0	545	102	155	208	0	465
2	1	卵（生）	頻度	1	0	0	0	1	0	2	0	0	2	0	0	0	0	0	0.3	0.7	0	0	1
	1	卵（生）	重量	50	0	0	0	50	0	30	0	0	30	0	0	0	0	0	17	10	0	0	27
3	4	バター（有塩）	頻度	0	0	0	0	0	0	1	0	0	1	0	0	0	0	0	0	0.3	0	0	0.3
	4	バター（有塩）	重量	0	0	0	0	0	0	5	0	0	5	0	0	0	0	0	0	1.7	0	0	1.7
⋮																							

出現野菜の入力について
・野菜のみ入力する。
・「緑or淡」の欄には、緑黄色野菜は緑、淡色野菜は淡を入力する。

第1回　出現野菜

食事記録日：　●月●日～●月●日　　　　クラス　　　学籍番号　　　　　　　氏名

	緑or淡	食品名		1日目					2日目					3日目					平均				
				朝	昼	夕	間	合計	朝	昼	夕	間	合計	朝	昼	夕	間	合計	朝	昼	夕	間	合計
1	淡	きゅうり	頻度	1	0	0	0	1	1	0	0	0	1	0	0	0	0	0	0.7	0	0	0	0.7
	淡	きゅうり	重量	15	0	0	0	15	20	0	0	0	20	0	0	0	0	0	12	0	0	0	12
2	緑	ほうれんそう	頻度	0	0	1	0	1	1	0	0	0	1	0	0	0	0	0	0.3	0	0.3	0	0.7
	緑	ほうれんそう	重量	0	0	100	0	100	20	0	0	0	20	0	0	0	0	0	6.7	0	33	0	40
⋮																							

UNIT 1-3 栄養情報の収集・活用と調査データの処理・解析

1 インターネットを活用した情報収集の方法

実習・演習の目標

インターネットのホームページにアクセスして、栄養に関する情報源を入手する方法を習得する。

☑ **事前にチェック!**

- ☐ インターネットブラウザの操作ができるか。
- ☐ キーボードからの入力ができるか。
- ☐ Microsoft Office Excel[★1]の基本操作ができるか。

Work 1 - 3 - 1

栄養に関連した代表的なウェブサイトを表にまとめよう

【推奨時間：90分×2】

栄養に関連した代表的な各種ウェブサイトのリストを情報源として作成し、必要なときに容易にアクセスできるようにする。

●**用意するもの**（参考資料・ツール）

①栄養関連ウェブサイト

　ファイル名：UNIT 1 - 3. xlsx　シート名：ワークシート 1 - 3 - 1

②栄養関連の情報源となる各種活字媒体（政府刊行物、専門誌、学術雑誌など）

★1──Microsoft Office Excel

　　本UNITでは主にMicrosoft Office Excel　の使用によるワークを展開しているが、原則、Excel 2010/2013/2016の操作方法を示す。なお、Excelのバージョンアップによる一部機能の追加、およびデザインの変更があるものの、本UNITで行うワークについては基本機能を使うものとして、これらに大きく影響されないと考える。

●ワークの手順

①インターネット上で、栄養に関連した信頼できる情報源にはどのような種類や機関があるかをグループで話し合う。

②グループで話し合った情報源を手分けして調べ、**ワークシート１－３－１**の表に入力してまとめる。

③ウェブサイト名にリンクを貼る。手分けして各サイトにアクセスし、**ワークシート１－３－１**の「内容」の欄にサイトの簡単な説明等を入力しておく。

ポイント&アドバイス

１──ウェブサイトにアクセスするときの注意点

①インターネット上には、信頼性に欠けるウェブサイトもある。情報の信頼性を高めるには、複数の検索エンジンを使う。

代表的な検索エンジン

Google	https://www.google.co.jp/
Yahoo！Japan	https://www.yahoo.co.jp/
Bing	https://www.bing.com
Infoseek楽天	https://www.infoseek.co.jp/
goo	https://www.goo.ne.jp/

②情報は日々変化するので、更新の日時やウェブサイトのアドレス（URL）のドメイン名を確認するようにする。トップレベルドメインは国や地域名などをあらわし、"jp"は日本をあらわす。第２レベルドメインは、"go"が政府機関、"ac"が学校、"co"が会社など商業組織、"or"が上記３つに該当しない法人や公的な国際機関をあらわしている。

ドメイン名の構成

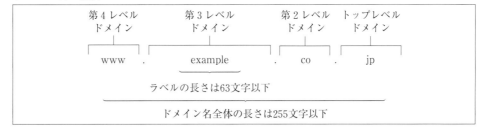

③ウェブサイトに記載されている情報の著作権についても注意する。

２──栄養情報として必要なウェブサイトを探す時の注意点

①国の行政機関、地方の行政機関、国（独立行政法人）の研究機関、日本栄養士会など医療・保健・栄養の職能団体、関連学会、関連機関・団体、各都道府県の栄養士

会などに手分けする。検索エンジンに名前を入力したり、リンク先のウェブサイト
や書籍、雑誌などから調べたりする。

②海外の代表的なウェブサイトも検索する。

③学術論文を検索する場合は、（https：//scholar.google.co.jp）Google Scholar（グー
グル・スカラー）を使用する。また、英語の文献を検索する場合は（医学・生物学
文献データベース）であるPubMed（https：//www.ncbi.nlm.nih.gov/pubmed/）
を使用する。

3——Excelで作成した表のURLリストにウェブサイトへリンクを設定する手順

Excelでは、セルにマウスポインタを近づけた時にURLが表示されない場合は、リ
ンクが貼られていない。一方、手の形のポインタが表示された場合は、表示されたURL
にリンクが貼られている。リンクを貼る方法は、以下のとおりである。

①Excelを起動し、リンクを設定したいセルをクリックする。

②リボンから「挿入」タブ→「リンク」グループの「ハイパーリンク」をクリックす
る。

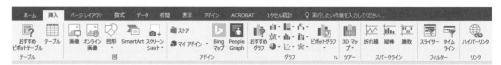

③ハイパーリンクの挿入ダイアログボックスの「リンク先：ファイル、Webページ」
をクリックし、「アドレス」欄のテキストボックスにURLを入力する。セルに表示
する文字列を変更する場合（例：アドレス→「電子政府」等）は、「表示文字列」
ボックスに表示したい文字列を入力し、最後に「OK」ボタンをクリックする。

2 コンピュータを活用した数量情報の表現方法 —グラフの作成方法—

実習・演習の目標

　収集した数量情報を整理し、データの特性を正確にわかりやすく視覚的に示したグラフを作
成する方法を習得する。

☑ 事前にチェック！

　□　グラフの種類と特徴を理解しているか。

Work 1 - 3 - 2

食品群別の家計支出（年次推移）のデータを用いて、グラフを作成しよう

【推奨時間：120分】

●**用意するもの**（参考資料・ツール）

①グラフの種類と用途例

　ファイル名：UNIT 1 －3.xlsx　シート名：ワークシート 1 － 3 － 2

②折れ線グラフ作成ワークシート

　ファイル名：UNIT 1 －3.xlsx　シート名：ワークシート 1 － 3 － 3

③円グラフ作成ワークシート

　ファイル名：UNIT 1 －3.xlsx　シート名：ワークシート 1 － 3 － 4

④白書などグラフが多用されている刊行物（以下、参考例）

　農林水産省『食料・農業・農村白書』

　https：//www.maff.go.jp/j/wpaper/

　厚生労働省『厚生労働白書』

　https：//www.mhlw.go.jp/toukei_hakusho/hakusho

⑤Excelによるグラフの描き方に関する資料

●**ワークの手順**

①**ワークシート 1 － 3 － 2** を用いて、縦棒グラフや円グラフなどの記入例にならって、白書などに記載されているグラフを参考にしながら、グラフの種類、その用途と具体例を調べる。

②**ワークシート 1 － 3 － 3** を用いて、魚介類と肉類について、折れ線グラフを作成する。

③折れ線グラフから魚介類と肉類の家計支出の傾向について考察する。

④**ワークシート 1 － 3 － 4** を用いて、円グラフを作成する。

⑤円グラフから食費の割合について考察する。

ポイント＆アドバイス

1──Excelで折れ線グラフを作成する方法

①**ワークシート 1 － 3 － 3** の表 1 にある魚介類と肉類のセル範囲（$A$9:$K$10）を表 側（ひょうそく）の項目名も含めて選択する。

②リボンから「挿入」タブ→「グラフグループ」の「折れ線」をクリックし、「2 － D折れ線」を選択する。

③グラフ上で右クリック→「データの選択」を選ぶと、「データソースの選択」ウィザードが表示される。

④「データソースの選択」ウィザードの「横（項目）軸ラベル」の「編集」ボタンをクリック→年次のセル範囲（$B$7:$K$7）を選択→OKボタンをクリックする。

⑤グラフが選択された状態で「グラフツール」の「デザイン」タブの「グラフのスタイル」から「スタイル１」を選択する。

⑥「グラフツール」の「デザイン」タブ→「グラフのレイアウト」グループの「グラフ要素を追加」の「グラフタイトル」から「なし」以外を選択→表示されたグラフタイトルをクリックし、「支出額の年次推移（１世帯１ヵ月）」と修正する。

⑦⑥と同様に、「グラフのレイアウト」グループの「グラフ要素を追加」の「軸ラベル」のうち「第１縦軸」を選択、文字列を「（円)」とし、右クリックで「軸ラベルの書式設定」→「サイズとプロパティ」→配置の「文字列の方向」→「横書き」を選択する。

⑧「ホーム」タブの「フォント」グループで、グラフタイトルおよび軸ラベルのフォントサイズを調整する。

⑨グラフの位置や大きさを見やすく整える。

2──Excelで円グラフを作成する方法

①ワークシート１－３－４の表２にある表側の項目名（$A$8:$A$19）と割合（$C$8:$C$19)を選択する。連続していない離れたセル範囲を選択する場合には、Ctrlキーを押しながらドラッグする。

②リボンから「挿入」タブ→「グラフグループ」の「円」をクリックし、「３‐D円」を選択する。

③「グラフツール」の「デザイン」タブ→「グラフ要素を追加」の「データラベル」から「その他のデータラベルオプション」を選択する。

④「データラベルの書式設定」ダイアログボックスの中の「ラベルオプション」にある「分類名」「値」「引き出し線を表示する」のチェックボックスにチェックし、「ラベルの位置」にある「自動調整」のオプションボタンをクリックして閉じる。

⑤グラフが選択された状態で「グラフツール」の「デザイン」タブの「グラフのスタイル」から「スタイル１」を選択する。

⑥「グラフツール」の「デザイン」タブ→「グラフのレイアウト」グループの「グラフ要素を追加」の「グラフタイトル」から「なし」以外を選択→表示されたグラフタイトルをクリックし、「食費の支出別割合（平成25年)」と修正する。

⑦「ホーム」タブの「フォント」グループで、グラフタイトルのフォントサイズを調整する。

⑧グラフの位置や大きさを見やすく整える。

3　アンケート調査票の設計と調査データの集計　―食行動・食習慣の調査―

実習・演習の目標

　栄養教育・指導のために、集団を対象としたアセスメント情報を収集するための質問紙調査法を習得する。また、調査データを集計する1つの方法であるクロス集計を習得する。

☑ **事前にチェック！**

　　□　質問紙調査法の企画から集計までの進め方について理解しているか。

　　□　行動科学の理論モデルを理解しているか（UNIT 1 – 7 参照）。

　　□　クロス集計の意味について理解しているか。

Work 1 - 3 - 3

食行動や食習慣についての質問票（アンケート調査票）を設計しよう

【推奨時間：135分】

●**用意するもの**（参考資料・ツール）

①アンケート調査票の設計チェックリスト

　ファイル名：UNIT 1 –3. xlsx　シート名：ワークシート 1 – 3 – 5

②アンケート調査を利用した報告や学術論文

③食行動・食習慣に関する既存の調査資料や質問票

●**ワークの手順**

①個人の宿題として、表1 – 3 – 1をもとに、どのような目的で何を調べるために調査を行うのかを明確に整理して調査の必要性を確認する。

②どのような行動科学の理論モデルを用いるのかをグループで話し合って決める。

③目的を達成するための調査項目（「調査目的を達成するためには何を調べていけばよいのか」）についてグループで十分検討し、②で決めた理論モデルに沿って優先順位の上位の項目から列挙しておく。

④どのような集団をどのような方法で調査するのか（調査対象者と調査の実施方法）を明確にする。実施方法は、配布方法と回収方法、回収期限についても話し合って決定する（たとえば、回収方法については、回収用ボックスをつくる、次回までに持参するなど）。

⑤グループで話し合って、先の調査項目を回答者が答えられるような質問項目に変え

ていく。特に、抽象的な調査項目を質問が可能な項目として具体化したり、また、内容としてまとめられるものは1つのグループにして質問の項目数を絞り込む。

⑥調査票を作成する。上記⑤の検討結果に基づき、各質問項目から回答方法を検討する。そのうえで、質問項目は、回答者に誤解のないわかりやすい表現に文章化して質問文にする。また、プリコード型の質問は、回答選択肢を作成する。

⑦回答者が回答しやすいような見やすいレイアウトを工夫して、調査票を完成させる。

⑧予備調査を実施するなどして回答者から意見を聞き、必要に応じて調査票を修正する。その際には、**ワークシート１－３－５**のチェックリストを活用する。

● ポイント&アドバイス

1――調査概要の明確化

表１－３－１　「調査の必要性の確認」のためのチェックポイント

チェックポイント	チェック内容
□ 問題意識の再確認	・なぜアンケート調査を実施しようと考えるようになったのか。
□ 調査目的の明確化	・どのような問題に対して、どのような情報を得るために調査を行うのか。調査目的をはっきりさせる。
□ 調査項目の検討	・調査目的を達成するためには、具体的に何を調べればよいのだろうか。仮説を立てて、調査項目を列挙していく。
□ 調査可能性の確認	・調査目的として設けたテーマは大きすぎはしないか。また、調査項目を調べることによって、調査目的を達成できるのだろうか。
□ 既存の調査資料の活用	・調査目的に関連する既存資料を収集し、利用可能な情報を明らかにする。全く同じ調査目的の調査がすでに行われているかもしれない。
□ 調査期限の明確化	・調査結果（調査報告書）はいつまでに出さなければならないのか。
□ 調査費用の制約の明確化	・調査に費やすことのできる予算の大枠はいくらか。調査から引き出される情報は、調査予算に見合うだけの価値をもつのか。

資料：辻新六・有馬昌宏『アンケート調査の方法―実践ノウハウとパソコン支援―』朝倉書店　1987年　p.45を一部改変

アンケート調査の目的などを検討する際には、表１－３－１のチェックポイントで確認するとよい。また、その際には、グループメンバーで手分けして、図書館やインターネットなどを利用して資料や文献、標準化された質問票などを収集して調べる。

2――行動変容段階モデルを用いた調査票の設計

食行動・食習慣に関する調査（食生活状況調査）は、行動科学の理論モデルを質問項目に取り入れて行動（習慣）的な側面や心理的な側面を把握する。主な項目としては、噛み方や食べる速度などの食べ方、食事時間や間食の摂り方などの食事リズム、健康的な食行動ができるかどうかの確信度（自己効力感）、行動変容に対する準備性などがある。

食に関する行動変容に関する理論モデルとして最もよく用いられているのが、1980

年代にプロチャスカ（Prochaska）らによって発表された行動変容段階モデル（トランスセオレティカルモデル（TTM：Transtheoretical Model））である。「5段階の変容ステージ」「意思決定バランス（Decision Balance）」「自己効力感（セルフ・エフィカシー：Self-efficacy）」「変容プロセス」の4つの要素から構成される包括的なモデルである（UNIT 1 － 7 参照）。

　質問票による調査（アンケート調査、アンケートという用語はフランス語）では、以上の4つの要素をそれぞれ調査することで、主に、❶行動変容過程に関わる要因を明らかにする、❷行動変容段階に応じたより効果的な指導方法や介入プログラムを企画・開発して実行する、❸行動変容とその過程に関連した要因の変化について評価する。

　また、質問に対する回答の形式は、大きく2つに分けると、あらかじめ用意された選択肢の中から選んで回答してもらう「プリコード回答法」と数値や文字を自由に記入して回答してもらう「自由回答法」がある。プリコード型の質問と回答の例は、表1－3－2のとおりである。

表1－3－2　調査項目と回答方法の検討例

調査項目・質問項目	回答方法と回答選択肢
＜個人の基本属性＞ 　質問1　性別	＜単一回答形式の二項選択肢形式＞ 1．男 2．女
＜個人の基本属性＞ 　質問2　婚姻	＜単一回答形式の二項選択肢形式＞ 1．未婚 2．既婚
＜5段階の変容ステージ＞ 　質問3　野菜が不足しないように食を改善するステージ	＜単一回答形式の多項選択肢形式＞ 1．関心がない（前熟考ステージ） 2．6か月以内に改善したい（熟考ステージ） 3．すぐ改善したい（準備ステージ） 4．改善を始めて6か月以内（実行ステージ） 5．6か月を超えて改善を実行中（維持ステージ）
＜意思決定バランス＞ 　質問4－1　野菜は健康によい 　　　4－2　野菜はダイエットによい 　　　4－3　野菜料理を作るのが面倒 　　　4－4　野菜はおいしくない 　　　4－5　野菜ではお腹がいっぱいにならない	＜単一回答形式の多項選択肢形式＞ （各質問とも下記の3件法） 1．そう思う 2．ややそう思う 3．全くそう思わない
＜自己効力感（セルフ・エフィカシー）＞ 　質問5－1　生鮮野菜を週に複数回買いに行くことができる 　　　5－2　忙しくとも野菜料理を作ることができる 　　　5－3　野菜のおいしい食べ方を工夫することができる 　　　5－4　外食の時野菜が不足しないように注文することができる 　　　5－5　できあいの総菜を買う時野菜が不足しないように考えることができる	＜単一回答形式の多項選択肢形式＞ （各質問とも下記の3件法） 1．必ずできると思う 2．たぶんできると思う 3．全くできないと思う

3──アンケート調査票の作成手順とチェックリスト

　アンケート調査票の作成手順とポイントは、図1-3-1のとおりである。なお、最近ではパソコンによる集計と解析が一般的であるので、データを入力することを考えて、各質問や選択肢には必ず数字で番号をつける。また、調査にあたっては所属機関（各大学など）の倫理委員会に諮り、対象者の同意を得る。調査票にも著作権があるので、他者が作成した調査票を無断で用いないこと。

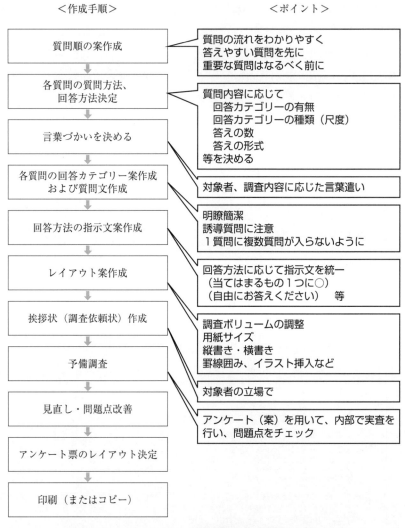

図1-3-1　アンケート調査票の作成手順とポイント

資料：酒井隆『実務入門　図解　アンケート調査と統計解析がわかる本』日本能率協会マネジメントセンター　2003年　p.53を一部改変

表 1 － 3 － 3　アンケート調査票の設計チェックリスト記入例 【ワークシート 1 － 3 － 5】

調査名	食行動・食習慣に関する意識調査				
調査票設計者名	5　班	調査責任者	○○○○		
調査目的	栄養学を学ぶことで、食に対する意識がどのように変化していくか、調査する。				
サブテーマ	有　⑩				
対象者・集団	○○栄養大学 1 年生	対象者数	男性：　　10　名　　　女性：　　70　名		
調査期間	5 月および12月	調査場所	大学講義室		
配布表	回収票　　75　票	回収率　　93.8　%	有効票　　73　票	有効票率　　91.3　%	
調査法	1. 個人面接法　2. グループインタビュー　3. 面前記入法(個人)　4. 面前記入法(集団)　5. 配票法 6. 配布郵送法　7. 郵送法　8. 郵送回収法　9. 託送法　10. 集合法　⑪. 宿題法　12. 電話法　13. インターネット				
予備調査	有　⑩	過去のデータ	有　⑩		

チェックリスト	チェック	備　考
目的が明確か。	☐	
サブテーマの相互関連を検討したか。	☐	
質問漏れはないか。	☐	
選択肢に漏れはないか。	☐	
属性項目に漏れはないか。	☐	属性：性別、年齢、身長など
質問数が多過ぎないか。	☐	＜40が望ましい。
回答に要する時間が長過ぎないか。	☐	20分程度が望ましい。
プライバシーに触れないか。	☐	
対象者の同意を得ているか。	☐	
倫理委員会の許可を得ているか。	☐	
質問は平易か。	☐	小学校4年生に分かる表現が望ましい。
質問文は長過ぎないか。	☐	40～60文字以下
否定疑問文や二重否定文はないか。	☐	例：あなたは好き嫌いがないとはいえないですか。
漢字が難し過ぎないか。	☐	
誘導質問はないか。	☐	
質問内容が専門的、または抽象的すぎないか。	☐	
耳から1度聞いて分かるか。	☐	
S. A. またはM. A. の区別がはっきりしているか。	☐	S. A. ：　単一回答、M. A. ：　複数回答
回答条件が複雑すぎないか。	☐	例：男性で40代で勤め人で喫煙者
導入質問は易しいか。	☐	
質問がテーマ別に配列されているか。	☐	
回答者を限定する限定質問の配置が離れていないか。	☐	限定質問：「女性のみお答えください」等
質問番号はあるか。	☐	
回答欄は狭すぎないか（＞7mm）。	☐	
質問用紙サイズ	B 5・B 4・A④・A 3・その他	質問紙枚数／1人　　3　枚　　質問紙重量　　13　g

食行動の変容に関するアンケート調査の結果を集計しよう

【推奨時間：120分】

●**用意するもの**（ツール）

①ピボットテーブルによるクロス集計（表1－3－2の質問に回答した15人分のデータ）

ファイル名：UNIT 1－3.xlsx　シート名：ワークシート1－3－6

②ピボットテーブルによる平均値の算出（上記①と同様の15人分のデータ）

ファイル名：UNIT 1－3.xlsx　シート名：ワークシート1－3－7

●**ワークの手順**

①**ワークシート1－3－6**を用いて、「質問1　性別」と「質問3　ステージ」のクロス集計を行う。

②同様に、**ワークシート1－3－6**を用いて、「質問2　婚姻」と「質問3　ステージ」のクロス集計を行い、「質問1　性別」と「質問3　ステージ」のクロス集計結果の下に表を作成する。

③上記①②の結果をみて、性別や婚姻といった個人の基本属性とステージとの関係を考察する。

④**ワークシート1－3－7**を用いて、「質問4　意思決定バランス」の合計得点と「質問5　自己効力感」の合計得点を計算する。Excelでは、回答者No.1から順に合計得点を入力するセル（「質問4　合計得点」の列）をクリックして指定し、「ホーム」タブの「オートSUM」ボタンをクリックし、質問4－1から質問4－5のセル範囲をドラッグして選択し、Enterキーを押す。「質問5　合計得点」も同様に質問5－1から質問5－5のセル範囲から計算する。

⑤さらに**ワークシート1－3－7**を用いて、意思決定バランス合計得点について、ステージ別の平均値を集計する。

⑥上記⑤と同様に、**ワークシート1－3－7**を用いて、自己効力感合計得点について、ステージ別の平均値を集計する。

⑦ステージを上げるために、意思決定バランスや自己効力感を上げるにはどうしたらよいかについてグループで話し合う。

ポイント&アドバイス

1──調査データの集計方法

　アンケート調査の結果は、回収して集計する。その後、必要に応じて統計解析を行い、結果を考察する。

　集計方法には、「単純集計」と「クロス集計」が用いられる。単純集計とは、質問項目ごとに回答数や割合を集計する方法で、クロス集計とは、質問項目を組み合わせて回答数や割合を集計する方法である（たとえば、性別と年齢階級の2つの質問項目を組み合わせるなど）。

　なお、データは、大別すると定量データと定性データがある。定量データとは、回答内容が数量的に表されるデータのことで、人数や件数など数え上げて得られる計数値と、身長や体重など計測して得られる計量値に分けることができる。定性データとは、数量化や類型化が難しい言葉で表現されたデータである（例：「食生活でどのようなことに気をつけているか」という質問に対する自由回答の結果等）。

2──Excelのピボットテーブルを使った集計の方法

①クロス集計の手順

　ワークシート1－3－6の質問1と質問3のクロス集計（データの個数）を行う手順を以下に示す。

❶ワークシート1－3－6の回答データを表示し、「挿入」タブの「テーブル」グループにある「ピボットテーブル」をクリックする。

❷「ピボットテーブルの作成」ダイアログボックスで、集計したいセル範囲を表頭^{ひょうとう}も含めてドラッグして選択する。ここでは「'ワークシート1－3－6'！$A$6：$N$21」とする。「ワークシート'1－3－6'！」はシート名を表す。

❸ピボットテーブルレポートを配置する場所を「既存のワークシート」にする。場所は、たとえばP列22行目をクリックすると、「'ワークシート1－3－6'！$P$22」と表示される。

❹「ピボットテーブルのフィールド」ウィンドウの上段にあるフィールドリストの中で、レポートに追加するフィールドを選択して下段の各ボックスにドラッグする。ここでは、「質問1　性別」を「行ラベル」ボックスに、「質問3　ステージ」を「列ラベル」ボックスに、「回答者No.」を「値」ボックスにドラッグする。

❺「値」ボックスに「合計／回答者No」と表示されるので、値フィールドの▼をクリックし、「値フィールドの設定」を選択する。「値フィールドの設定」ダイアログボックスの「集計方法」タブから「値フィールドの集計」ボックスで、集計に使用する計算の種類のうち、「データの個数」をクリックして選択する。

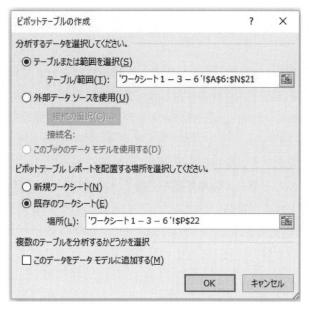

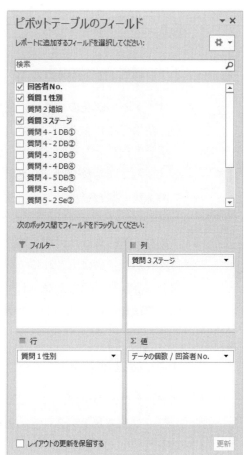

❻初期状態では集計対象のデータがない場合、その集計値は空白セルとなる。これ
を「0」で表示したい場合は、「ピボットテーブル」の「オプション」をクリック
し、「ピボットテーブルオプション」ダイアログボックスの「レイアウトと書式」
タブをクリックし、「空白セルに表示する値」をチェックし、「0」を入力する。

❼性別とステージの項目名が番号になっているので、性別には「1　男」「2　女」、
ステージには「1　前熟考」「2　熟考」「3　準備」「4　実行」「5　維持」とわか
るように入力する。

❽ピボットテーブルでは、別の集計を行うと前の集計結果は消えてしまう。そこで、
集計結果を別のシートにコピーして、集計結果を残す。ピボットテーブルを選択
し、右クリックしメニューのコピーをクリック、別のシート（セル）を選択し、
右クリック「形式を選択して貼り付け」をクリックし、「値と数値の書式」をク
リックし、OKボタンを押すとコピーされる。同様に、「質問2　婚姻」と「質問
3　ステージ」のクロス集計（データの個数）を行う。

②ピボットテーブルで平均値を求める手順

　　ワークシート1－3－7の質問4の意思決定バランス合計得点について、ピボット

テーブルを使ってステージ別の平均値を求める手順を以下に示す。

❶質問4の合計得点を計算した**ワークシート1−3−7**の回答データを表示し、「挿入」タブの「テーブル」グループにある「ピボットテーブル」をクリックする。

❷「ピボットテーブルの作成」ダイアログボックスで、集計したいセル範囲を表頭も含めてドラッグして選択する。ここでは「’ワークシート1−3−7’！$A$6：$P$21」とする。

❸ピボットテーブルレポートを配置する場所を「既存のワークシート」にする。場所は、たとえばR列22行目をクリックすると、「’ワークシート1−3−7’！$R$22」と表示される。

❹「ピボットテーブルのフィールド」ウィンドウの上段にあるフィールドリストの中で、レポートに追加するフィールドを選択して下段の各ボックスにドラッグする。ここでは、「質問3　ステージ」を「行ラベル」ボックスに、「質問4　合計得点」を「値」ボックスにドラッグする。

❺「値」ボックスに「合計／質問4　合計得点」と表示されるので、値フィールドの▼をクリックし、「値フィールドの設定」を選択する。「値フィールドの設定」ダイアログボックスの「集計方法」タブから、「値フィールドの集計」ボックスで集計に使用する計算の種類のうち、「平均」をクリックして選択する。

❻ステージの項目名が番号になっているので「1　前熟考」「2　熟考」「3　準備」「4　実行」「5　維持」とわかるように入力する。

❼ピボットテーブルをコピーして、別のシート（セル）に「形式を選択して貼り付け」の「値と数値の書式」をクリックし、貼りつける。

質問5の自己効力感合計得点の平均値についても同様の手順で集計する。

3──クロス集計の統計解析について

　アンケート調査結果の集計後、必要に応じて統計解析（第4節参照）を行い、結果を考察してレポートを書くことになるが、クロス集計結果の統計解析には、カイ2乗（x^2）統計量による独立性の検定が行われることが多い。なお、統計学は数字のグループを扱う学であり、集団から得られた数量データの解析には不可欠な方法論である。

4　コンピュータを活用した統計解析の方法

実習・演習の目標

　具体的な調査データを実際に使用して統計解析の基本的な手法と考え方を身につけて、栄養教育・指導に活かす力を習得する。

☑ **事前にチェック！**

- □ 調査データの代表値、分布の範囲、ばらつき（散らばり）について理解しているか。
- □ 相関関係の意味を理解しているか。
- □ 統計的仮説検定の意味を理解しているか。

Work 1 - 3 - 5

サンプルデータを用いて、基本統計量を求めてみよう　　【推奨時間：45分】

　栄養素等摂取量の測定データ（**ワークシート1－3－8**）を用いて、5月のエネルギー摂取量の基本統計量を参考に、12月のエネルギー摂取量の基本統計量〔平均値、標準偏差、最大値、最小値、範囲（レンジ）、変動係数〕を求める。

　なお、サンプルデータは「栄養学を専攻する某大学1年生を母集団とした標本（23人分）」であり、5月から12月の間、栄養学の勉強はしているが、特に介入は行っていないものとする。

●用意するもの（参考資料・ツール）

①基本統計量算出ワークシート

　　ファイル名：UNIT 1 -3.xlsx　シート名：ワークシート 1 - 3 - 8

②統計学のテキスト

●ワークの手順

①ワークシート1－3－8を開く。Excelの「名前ボックス」のプルダウンリストボタンを押して、「統計表」を選択し、基本統計量を入力する表を表示する。

②12月のエネルギーの平均値と最大値、最小値を計算する。

名前ボックス

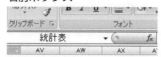

③12月のエネルギーの標準偏差を計算する。

④12月のエネルギーの範囲（レンジ）と変動係数の計算式を入力して計算する。

⑤エネルギーと同様に、すべての栄養素の基本統計量を計算する。

● ポイント&アドバイス

1——平均値、最大値、最小値の算出

　調査対象者全体やグループの分布の中心に位置する値を「代表値」といい、「平均」や「中央値」が用いられる。一般的に「平均」といえば「算術平均」のことを意味する。Excel関数を使って平均値を求める手順は、以下のとおりである。

①12月の平均値の行とエネルギーの列が交差するセル（F74）を選択する。

②リボンから「ホーム」タブ→「編集」グループの「オートSUM」プルダウンリストボタンをクリック→「平均」を選択する。

③セル範囲（F31：F53）をマウスでドラッグして選択し、Enterキーを押す。

　「最大値」「最小値」もセルを選択後、同様の手順で求める。平均値、最大値、最小値を算出する場合のExcel関数は、以下のとおりである。

式1

平均値を求めるExcel関数：　"＝AVERAGE（データの範囲）"
最大値を求めるExcel関数：　"＝MAX（データの範囲）"
最小値を求めるExcel関数：　"＝MIN（データの範囲）"

注：関数は、半角の"＝"で始まる。データの範囲（セル範囲）は、マウスでドラッグする。データの範囲の表示は、最初のセル番地と最後のセル番地を"："（コロン）ではさむ形式になる。
　　なお""（ダブルクォーテーション）は本書上の表記であり、入力の必要はない（以下同じ）。

2——標準偏差の算出

　「標準偏差」とは、データのばらつきを示す（散布度）。Excel関数を使って標準偏差を求める手順は、以下のとおりである。

①12月の標準偏差の入力セル（F75）を選択する。

②リボンから「ホーム」タブ→「編集」グループの「オートSUM」プルダウンリストボタンをクリック→その他の関数→「関数の挿入」ウィンドウの「関数の分類」で「統計」を選択→関数名：STDEV.Sを選択→OKを押す。

③「関数の引数」ウィンドウの「数値1」のボタンを押して、エネルギーの12月データ（F31：F53）を選択→Enterキーを押す。

④リボンから「ホーム」タブ→「数値」グループの小数点以下の表示桁数を減らすボタンを小数点以下1桁の表示になるまで必要回数クリックする。

式2

標準偏差を求めるExcel関数："＝STDEV.S（データの範囲）"もしくは"＝STDEV（データの範囲）"

注：Excelで標準偏差を求める場合、4つの関数があり目的等によって使い分ける。母集団すべてのデータから標準偏差を求める場合は「STDEV.P」（Excel2007の場合は「STDEVP」）、母集団から標本を抽出して、そのデータの標準偏差から母集団について推測する場合は、「STDEV.S」（同「STDEV」）を用いる。ここでは説明を省くが、その他「STDEVPA」「STDEVA」といった関数がある。
　　なお、Sは標本：sample、Pは母集団：populationの意味である。

3──範囲、変動係数の算出

　「範囲（レンジ）」とは、データの幅を示す。また、「変動係数」は、エネルギー（kcal）とたんぱく質（g）のように測定単位が異なるもののばらつきを比較する際に用いる。

　範囲の入力セル（F78）を選択し、範囲の計算式を入力する。同様に、変動係数の入力セル（F79）を選択し、変動係数の計算式を入力する（小数点以下1桁で表示）。

式3

範囲を求める計算式：　"＝最大値－最小値"
変動係数を求める計算式：　"＝標準偏差／平均値＊100（％）"

注：数式も、半角の"＝"で始まる。割り算（÷）は"／"（半角のスラッシュ）、掛け算（×）は"＊"（アスタリスク）を用いる。

4──計算式の入ったセルをコピーして自動計算する方法

　エネルギー摂取量の基本統計量の計算が終わったら、同様に各栄養素の基本統計量を計算する。ここでは、エネルギーの計算式を栄養素の入力セルにコピーして自動計算する。

①エネルギーのセル範囲（F68:F79）を選択する。

②リボンから「ホーム」タブ→「クリップボード」グループのコピーボタンをクリックする。

③たんぱく質から食物繊維総量までのセル範囲（G68：AN79）を選択する。

④リボンから「ホーム」タブ→「クリップボード」グループの貼り付けボタンをクリックする。

Work 1 - 3 - 6

サンプルデータを用いて、エネルギー摂取量の度数分布図（ヒストグラム）を作成しよう　　　　　　　　　　　　　　　　　　　【推奨時間：35分】

　Work 1 － 3 － 5 の結果から、23人の5月のエネルギー摂取量の度数分布表と度数分布図（ヒストグラム）を作成する。

●用意するもの（ツール）

①基本統計量算出ワークシート（Work 1 － 3 － 5 に同じ）

②ヒストグラム作成ワークシート

　ファイル名：UNIT 1 － 3. xlsx　　シート名：ワークシート 1 － 3 － 9

●ワークの手順

①Excelの「分析ツール」を読み込む。

②階級数の目安をつけて、範囲（レンジ）と階級数から、区切りのよい階級幅を決定する。

③ワークシート 1 - 3 - 9 に度数分布の階級を入力する。Excelの分析ツールを使って、度数分布表とヒストグラムを作成する。

④表示されたヒストグラムを見やすく修正する。

ポイント&アドバイス

1──Excelのアドインプログラムである「分析ツール」を読み込む

①リボンから「ファイル」タブ→「オプション」をクリックする。

②「Excelのオプション」ダイアログボックスにある「アドイン」をクリックし、「管理」ボックスの中から「Excelアドイン」を選んで「設定」をクリックする。

③「アドイン」ウィンドウの中から「分析ツール」を探し、チェックボックスにチェックを入れてからOKボタンを押す。

2──ヒストグラムとは

　「度数分布表」とそれを柱状で表した「度数分布図（ヒストグラム）」は、ある区間に存在するデータの個数を集計した表で、データをとった対象集団の「集団全体としての特徴」を分析するための1つの方法である。ヒストグラムにすることで、対象集団がどの範囲に集中しているのか（どのように散らばっているのか）という特徴が視覚的に掴みやすくなる。しかし、集団全体としての特徴が明確になる一方で、個々のデータの値は隠れてしまうことになる。

　ヒストグラムをうまく作成して集団の特徴をわかりやすく把握できるかどうかは、階級の幅、あるいは階級の数をどのくらいに設定するかによって決まる。階級の幅が大きかったり小さかったりすると、特徴が読み取りにくくなってしまうからである。最も特徴を把握しやすい階級幅・階級数を選ぶことが重要である。

3──階級幅の決め方

　度数分布表・ヒストグラムを作成する際の階級は、その集団のデータの最大値と最小値が含まれる区切りのよい範囲に設定する。その範囲の幅、つまり階級幅を決めるためには、いくつの階級にするとデータの特徴が客観的に読み取りやすくなるかを検討するが、その目安をつけるために、以下の式4を参考にする方法がある。それによっておおよその階級数が出たら、階級幅を求める。

$$階級数の目安 = \sqrt{n} \quad または \quad = 1 + \log_2 n$$
$$階級幅 = 範囲／階級数$$

注1：n＝データの個数
注2："$1 + \log_2 n$"は、スタージェスの公式。
注3：Excelでは、セルに"＝SQRT（n）"または、"＝1＋LOG（n，2）"と入力するとそれぞれ計算できる。

　このワークの場合、調査対象者である女性23人の5月のエネルギー摂取量は、最大値が2,240 kcal、最小値が1,012 kcal、範囲は1,228 kcalである。式4による算出結果は、以下のとおりである。

$$階級数 ≒ \sqrt{23} \qquad\qquad 階級数 ≒ 1 + \log_2 23$$
$$≒ 4.795\cdots \quad ≒ 5 \qquad\qquad ≒ 1 + 4.523\cdots \quad ≒ 6$$

　階級数をおおよそ5〜6と想定してみると、階級数が5の場合、式2により、階級幅は245.6となる。また、階級数が6の場合、式2により、階級幅は204.6…となる。ここでは、階級数6で算出した階級幅で区切りのよい200 kcalとする。

　階級幅が200 kcalであることから、最大値と最小値をともに含む区切りのよい階級の範囲は、下限値が1,000 kcal、上限値が2,400 kcalとなる。そうすると、表1－3－4のように、階級数としては7階級の度数分布表・ヒストグラムを作成することになる。最初の階級数の目安はあくまで階級幅を決めていくための参考の数値であって、最終的な階級数は、最大値、最小値、階級幅で決まることになる。

表1－3－4　エネルギー摂取量の階級
【ワークシート1－3－9】

階級		
1000	～	1200
1200	～	1400
1400	～	1600
1600	～	1800
1800	～	2000
2000	～	2200
2200	～	2400

各階級の上限値

4──Excelによる度数分布表とヒストグラムの作成手順

①ワークシート1－3－9に階級を入力する。

②リボンから「データ」タブ→「分析」グループの「データ分析」をクリックする。

③「データ分析」ウィンドウから「ヒストグラム」を選び、OKボタンをクリックする。

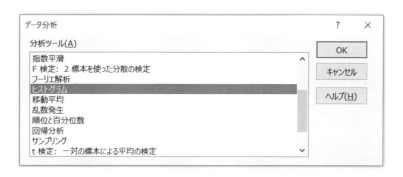

④「ヒストグラム」ウィンドウの中の入力元は、「入力範囲」にエネルギー摂取量の
　セル範囲（$B$7:$B$29）を入れ、「データ区間」に各階級の上限値のセル範囲（$
　F$7:$F$13）を入れる。出力オプションには、同じ**ワークシート１−３−９**上に度
　数分布表を配置するために、「出力先」を選び、その場所としてセル番地（$H$6）
　を入れ、「グラフ作成」のチェックボックスにチェックしてOKボタンをクリックす
　る。

5──表示されたヒストグラムの調整方法

作成したヒストグラムを見やすいグラフに調整する方法を以下に示す。

①ヒストグラムが作成されたグラフエリアをクリックすると、度数分布表（表１−３−
　５）上にグラフ化されたデータの選択範囲がデータ区間と頻度にそれぞれ色付きで
　四角く囲まれて表示されるので、その枠の右下コーナー部分を上にドラッグして、
　データ区間の中の「次の級」とその頻度の「０」を選択範囲から外す。

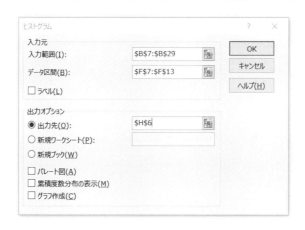

表１−３−５　度数分布表

データ区間	頻度
1200	2
1400	2
1600	6
1800	4
2000	4
2200	3
2400	2
次の級	0

②凡例の「系統１」を削除する。

③縦軸ラベルの「頻度」の文字を選択→「グラフツール」の「書式」タブから「現在
　の選択範囲」グループの「選択対象の書式設定」をクリック→「軸ラベルの書式設
　定」ダイアログボックスで「サイズとプロパティ」の「配置」を選択し、「文字列
　の方向」で「縦書き」を選択する。

④ヒストグラムの縦棒を選択→上記③と同様に「選択対象の書式設定」をクリック→「データ系列の書式設定」ダイアログボックスで「系列のオプション」が選択されていることを確認して「要素の間隔」を「0％」までスライドする（場合によっては「枠線の色」「枠線のスタイル」により、見た目を調整する）。

⑤ヒストグラムの「項目軸」（横軸の目盛）を選択→上記③と同様に「選択対象の書式設定」をクリック→「軸の書式設定」ダイアログボックスで「軸のオプション」の「表示形式」をクリック→分類の中で「ユーザー設定」を探してクリック→「表示形式コード」のボックス内に「”～”0」と入力し、「追加」ボタンをクリックする。

⑥文字などが重ならないようにプロットエリアの大きさを調整する。

⑦「グラフツール」の「書式」タブ→現在の選択範囲の「グラフタイトル」を選択→「エネルギー摂取量の度数分布」と修正する。

⑧「ホーム」タブの「フォント」グループで、グラフタイトルのフォントサイズを大きくする。

⑨横軸ラベルの「データ区間」の文字を「エネルギー（kcal）」と変更する。

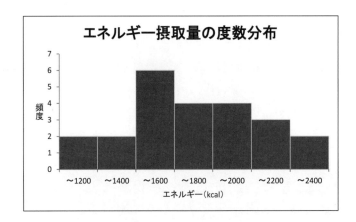

```
         Work 1 - 3 - 7
```

サンプルデータを用いて、相関係数を求め、散布図を描いてみよう

【推奨時間：35分】

●用意するもの（ツール）

○相関係数の算出と散布図の作成ワークシート

　ファイル名：UNIT 1 - 3. xlsx　シート名：ワークシート 1 - 3 -10

●ワークの手順

①Excelに「分析ツール」が読み込まれていることを確認する（Excelに「分析ツール」
　を読み込んでいない場合にはWork 1 － 3 － 6 を参照）。

②ワークシート 1 － 3 －10を開き、「分析ツール」を使って、 5 月の体重と体脂肪率
　の相関係数を求める。

③Excelで散布図を作成する。表示された散布図は見やすく修正する。

④計算した相関係数と散布図の散布状況を確認する。

⑤12月の体重と体脂肪率についても同様に相関係数を求め、散布図を作成する。

⑥ 5 月と12月の散布図を比較して考察する。その際には、調査対象者の女性23人は、
　栄養学を専攻する大学 1 年生のデータであることを考慮する。

ポイント＆アドバイス

1 ──相関係数とは

　「相関係数」とは、 2 つの変数についての関連の強さをはかる尺度である。この関
連の強さは、直線関係（ 1 次関数）の強さに限られており、 2 次関数や 3 次関数など
の直線関係以外の関連の強さを示すものではない。

　 2 つの変数を x と y とすると、 x が増えると y が増えるという右上がりの直線関係
の時は、正の相関があることを示している。逆に、 x が増えると y が減る右下がりの
直線関係の時は、負の相関を示している。 x と y の間に直線関係がみられない時は、
相関がない（無相関である）ことを示している。

　相関係数は r で表し、「 $-1 \leqq r \leqq 1$ 」の範囲の値をとる。

2 ──Excelによる相関係数の算出手順

①ワークシート 1 － 3 －10を開く。

②リボンから「データ」タブ→「分析」グループの「データ分析」をクリックする。

③「データ分析」ウィンドウから「相関」を選び、OKボタンをクリックする。

④「相関」ウィンドウの中の入力元は、「入力範囲」に体重と体脂肪率のデータの表
　頭を含むセル範囲（$B$7:$C$30）を入れ、「データ方向」は「列」とし、「先頭行
　をラベルとして使用」のチェックボックスにチェックを入れる。出力オプションに
　は、同じワークシート 1 － 3 －10上に算出結果の表を配置するために、「出力先」
　を選び、その場所としてセル番地（$B$34）を入れてOKボタンをクリックする。

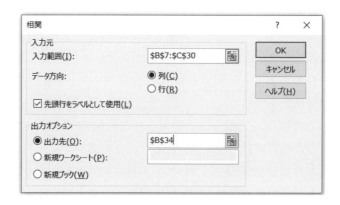

3——決定係数とは

　表1-3-6は、体重と体脂肪率の相関係数の算出結果であるが、体重と体脂肪率との間には約0.7の正の相関がある。また、相関係数の2乗を「決定係数」といい、一方の変数から他方の変数を何%説明できるかを表す。表1-3-6の場合、0.7の2乗は0.49であることから、体重から体脂肪率を約49%説明できることを表している。

表1-3-6　体重と体脂肪率の相関係
　　　　　数の算出結果

	体重 (kg)	体脂肪率 (%)
体重 (kg)	1	
体脂肪率 (%)	0.702450991	1

4——Excelによる散布図の作成と調整方法

①体重と体脂肪率のセル範囲（$B$8:$C$30）を選択→「挿入」タブの「グラフ」グループから「散布図」を選択する。

②凡例の「系列1」を削除する。

③散布図の「横（値）軸」を選択→「グラフツール」の「書式」タブから「現在の選択範囲」グループの「選択対象の書式設定」をクリック→「軸の書式設定」ダイアログボックスで「最小値」の値を40とする。

④散布図の「縦（値）軸」についても上記③と同様に操作し、最小値を15とする。

⑤「グラフツール」の「デザイン」タブの「グラフ要素を追加」から「軸ラベル」をクリック→「第1横軸」をクリック→横軸のラベルを「体重（kg）」とする。

⑥上記⑤と同様に「第1縦軸」をクリック、「グラフツール」の「書式」タブから「現在の選択範囲」グループの「選択対象の書式設定」をクリック→「軸ラベルの書式

設定」ダイアログボックスで「サイズとプロパティ」アイコンをクリック→「配置」の「文字列の方向」の「縦書き」をクリック→縦軸のラベルを「体脂肪率（%）」とする。

⑦「グラフツール」の「デザイン」タブ→「グラフ要素を追加」グループの「グラフタイトル」から「なし」以外を選択→「体重と体脂肪率の相関（5月）」と修正する。

⑧「ホーム」タブの「フォント」グループで、グラフタイトルのフォントサイズを大きくする。

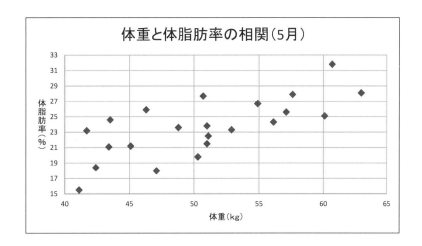

Work 1-3-8

サンプルデータを用いて、統計的仮説検定を行ってみよう【推奨時間：45分】

● **用意するもの**（ツール）

①基本統計量算出ワークシート（Work 1 - 3 - 5に同じ）

②t検定ワークシート

　ファイル名：UNIT 1 - 3.xlsx　シート名：ワークシート1 - 3 -11

● **ワークの手順**

①Excelに「分析ツール」が読み込まれていることを確認する（Excelに「分析ツール」を読み込んでいない場合にはWork 1 - 3 - 6を参照）。

②ワークシート1 - 3 - 8のカルシウム摂取量について、ワークシート1 - 3 -11を用いて、5月と12月の平均値に有意差があるかどうかを検定する（t検定）。

③検定結果について考察する。

1──Excelの分析ツールを使ったt検定の手順

①ワークシート１−３−11を開く。

②リボンから「データ」タブ→「分析」グループの「データ分析」をクリックする。

③「データ分析」ウィンドウから「ｔ検定：一対の標本による平均の検定」を選び、OKボタンをクリックする。

④「ｔ検定：一対の標本による平均の検定」ダイアログボックスの中の入力元は、「変数１の入力範囲⑴：」に、カルシウムの５月のデータの表頭を含むセル範囲（$B$8:$B$31）を入れる。同様に、「変数２の入力範囲⑵：」に、カルシウムの12月のデータの表頭を含むセル範囲（$C$8:$C$31）を入れる。

⑤「仮説平均との差異」に「０」（＝差がないという帰無仮説）と入力する。さらに、「ラベル」のチェックボックスにチェックを入れ、α（有意水準）は初期設定のまま「0.05」とする。

⑥出力オプションには、同じシート上に算出結果の表を配置するために、「出力先」を選び、その場所としてセル番地（$E$6）を入れてOKボタンをクリックする。

2──仮説検定とは

　「仮説検定」（以下「検定」）とは、母集団★²について最初に仮説を立てて、その仮説が正しいかどうかを標本から推測することである。検定の種類はたくさんあるが、２つの集団の平均値の差を統計的に比較する検定方法の１つに「ｔ検定」がある。ｔ検定は、その集団が同一集団であるか、独立した集団であるかによってその方法が異なる。食事の前後など同一集団の変化を調べるなど、同一の標本に対して２回観測した結果の「差の平均値」（＝変化量が同じかどうか）を比較する場合には、「対応のあるｔ検定」を行う。一方、男性と女性など独立した２つの集団の「平均値の差」を比較する場合には、「対応のないｔ検定」を行う。ワークシート１−３−８のデータは、同一集団による５月と12月の栄養素等摂取量の「差の平均値」を調べるので、対応のあるｔ検定を行う。

　また、検定による判断は、100％正しいと判断できるとは考えない。仮説が正しいにも関わらず捨ててしまう危険性があり、これを「第１種の過誤」と呼ぶ。統計の際はあらかじめこの判断基準を決めておき、「有意水準α」または「危険率」で表す。有意水準は慣例として５％、あるいは１％に設定することが多いが、最近は危険率そのものをＰ値として算出しているコンピュータソフトも多い。「有意水準５％」とは、「偶然でこのような統計量が出る確率は５％以下であるから、偶然とはみなさない」という基準である。なお、より危険性を回避するのであれば、さらに厳しい条件であ

る「有意水準 1 ％」に設定する。

3——対応のあるt検定の手順

ワークシート 1 － 3 － 8 のエネルギー摂取量の 5 月と12月の平均値の比較を例にすると、対応のある t 検定の手順は以下のとおりである。

①仮説を考える（帰無仮説と対立仮説を設定する★3)）

帰無仮説（H_0）：「5 月と12月のエネルギー摂取量の差の平均値は等しい」と仮定する。

対立仮説（H_1）：「5 月と12月のエネルギー摂取量の差の平均値は等しくない」、あるいは「5 月は12月よりエネルギー摂取量は多い」〔対立仮説（H_2）〕と仮定する。

②有意水準（α）の設定

帰無仮説を棄却する確率の目安を 5 ％とする。つまり、帰無仮説が採択されるとした時、そのような検定統計量が出る確率が 5 ％以下と低いならば、帰無仮説は棄却されると考える。

③栄養学を専攻とする某大学 1 年生を母集団とした標本の抽出、データの整理

23人分の 5 月と12月のエネルギー摂取量の差をデータとするので、標本数が n 個のデータの値をx_i（i ＝ 1 , 2 , 3 ,…, n）として表すと以下のとおりである。

$x_1 = 2185 - 2074 = 111$

$x_2 = 2215 - 1832 = 383$

$x_3 = 1540 - 1843 = -303$

$\vdots$

$x_{23} = 1746 - 1534 = 212$

④検定統計量（T）の値の計算（表 1 － 3 － 7 では t ）

エネルギー摂取量の標本平均（$\bar{x}$）と標本標準偏差（u）を計算してから、検定統計量（T）を算出する。

式5

$$標本平均（\bar{x}）＝（x_1 + x_2 + x_3 \cdots x_n）／n$$

$$標本標準偏差（u）＝\sqrt{\sum_{i=1}^{n}（x_i - \bar{x}）^2／n - 1}$$

$$検定統計量（T）＝\bar{x}／（u／\sqrt{n}）$$

★ 2 ——母集団と標本
　　調査において調べる対象となる集団を「母集団」といい、この母集団から調査対象者を選ぶことを「標本抽出（サンプリング）」、その選ばれた調査対象者を「標本（サンプル）」という。

★ 3 ——帰無仮説と対立仮説
　　統計学では、「差はない」という仮説（帰無仮説）を最初に立てる。これは、差＝ 0 という 1 つの値で示すことができるからである。また、帰無仮説が棄却された（否定された）時に採択される（肯定される）仮説を対立仮説という。

$$標 本 平 均 (\bar{x}) = (111 + 383 - 303 \cdots + 212) / 23$$
$$= 98$$

$$標本標準偏差 (u) = \sqrt{1828315 / 22}$$
$$= 288.2798$$

$$検 定 統 計 量 (T) = 98 / (288.2798 / \sqrt{23})$$
$$= 1.6303$$

⑤有意確率（p値）を考える（表1−3−7ではP）

　母集団が正規分布に従う場合、帰無仮説のもとで検定統計量は、自由度〔標本数（n）−1〕のt分布に従うことが証明されているので、t分布を用いて、検定統計量の値が得られる確率を考える。

⑥有意水準を基準にして帰無仮説を棄却するか、採択するかの判断

　検定結果から有意確率がどのくらいであれば、帰無仮説を棄却できるかについては、以下のとおりである。

有意確率（p値）＜有意水準　→帰無仮説を棄却する（対立仮説を採択する） 有意確率（p値）≧有意水準　→帰無仮説を棄却することができない（差があるとはいえない。判定保留）

　エネルギー摂取量のExcelによる検定結果（表1−3−7）によれば、検定統計量（T〔表1−3−7ではt〕）が1.630…以下となる確率は、両側検定[4]においても約11.9％あり、有意水準5％（棄却域2.5％）より大きいので帰無仮説を棄却できず、対立仮説の「5月と12月とのエネルギー摂取量の平均値は差がある」を採択することができないという結論になる。

　参考までに、5月と12月の脂質摂取量の差の平均値を検定した結果（表1−3−7）をみると、検定統計量（T〔表1−3−7ではt〕）が2.924…以下となる確率は、片側検定において約0.39％と有意水準5％よりも小さいので帰無仮説を棄却し、対立仮説（H_2）の「5月は12月より脂質摂取量は多い」を採択する。すなわち、12月に脂質摂取量は有意に減ったことになる。

★4──両側検定と片側検定
　　　「5月と12月では差がない」という帰無仮説を棄却する対立仮説には、❶5月と12月では差はある、❷5月は12月より多い、❸5月は12月より小さいという3通りの設定がある。どれを対立仮説とするかは何を検証したいかで決める。❶のような仮説の検定を「両側検定」、❷❸のように帰無仮説に方向性があって、その大小関係（差のある方向）までを問題にしている仮説の検定を「片側検定」という。大小関係が不明な場合は、一般に「両側検定」を行う。なお、両側検定における棄却域は両側にあるので、有意水準5％の場合、右側2.5％、左側2.5％の合計5％（図1−3−2）となるが、片側検定の棄却域は片側だけにしかないので片側のみで5％（図1−3−3）となる。したがって、片側検定のほうが両側検定よりも有意差が出やすくなる。

表１－３－７　Excelの分析ツール「ｔ検定：一対の標本による平均の検定」による算出
　　　　　　　結果

エネルギー摂取量

	5 月	12 月
平均	1703.0	1605.4
分散	118369.1	57953.3
観測数	23	23
ピアソン相関	0.562740	
仮説平均との差異	0	
自由度	22	
t	1.6303	
P（T<=ｔ）片側	0.059251	
ｔ境界値片側	1.717144	
P（T<=ｔ）両側	0.118502	
ｔ境界値両側	2.073873	

脂質摂取量

	5 月	12 月
平均	65.8	54.2
分散	503.2	228.4
観測数	23	23
ピアソン相関	0.545248	
仮説平均との差異	0	
自由度	22	
t	2.9243	
P（T<=ｔ）片側	0.003927	
ｔ境界値片側	1.717144	
P（T<=ｔ）両側	0.007854	
ｔ境界値両側	2.073873	

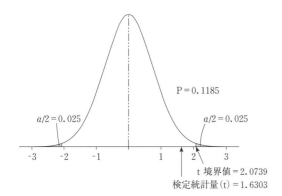

図１－３－２　ｔ分布と検定
　　　　　　　（エネルギー摂取量：両側検定の場合）

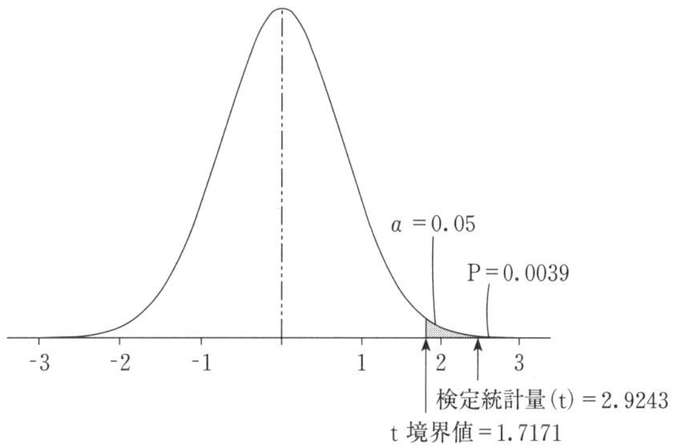

図１－３－３　ｔ分布と検定
　　　　　　　（脂質摂取量：片側検定の場合）

【引用文献】
　1）総理府統計局「家計支出調査（平成20年）」
　2）厚生労働省「日本人の食事摂取基準（2020年版）」
【参考文献】
　1）富士通エフ・オー・エム株式会社『情報リテラシー　Windows 7 ／Office 2007』FOM出版
　　　2009年
　2）ゲイザー『ひと目でわかるExcel 2007　マイクロソフト公式解説書』日経BPソフトプレス
　　　2007年
　3）辻新六・有馬昌宏『アンケート調査の方法―実践ノウハウとパソコン支援―』朝倉書店　1987
　　　年
　4）菅民郎『Excelで学ぶ統計解析入門』オーム社　1999年
　5）武藤志真子・吉澤剛士・藤倉純子『健康・医療・栄養のためのExcelワーク　2016対応』ア
　　　イ・ケイコーポレーション　2019年

UNIT 1-4 教育目標の設定と評価計画の立案
―集団を対象とした栄養教育―

1 優先課題の選定と教育目標の設定

実習・演習の目標

アセスメント結果から問題点を的確に捉え、栄養教育・指導によって効果が期待できる課題を挙げ、優先順位をつける方法を習得する。さらに、課題を解決するための具体的な目標を段階的に設定する方法を習得する。

☑ **事前にチェック！**

- [ ] ライフステージ・ライフスタイル別栄養教育の特徴と問題点を挙げられるか。
- [ ] 教育目標を段階的に設定する手順を理解しているか。
- [ ] アセスメント結果から、問題点を抽出・明確化することができるか。
- [ ] プリシード・プロシードモデルを理解しているか。
- [ ] インターネットなどを活用して既存資料のデータを収集することができるか。

Work 1 - 4 - 1

アセスメント結果をプリシード・プロシードモデルにあてはめて、問題点の要因分析を行ってみよう　　　　　　　　　　　　　【推奨時間：90分】

このワークでは、栄養教育・指導を行う対象集団を選定し、既存資料を用いて情報収集を行い、アセスメントを行う手順を示す。なお、UNIT 1 − 1 からUNIT 1 − 3 で行ってきた実習生自身を対象としたアセスメント結果を用いて進めてもよい。

⑴　既存資料を用いてアセスメントする場合

●**用意するもの**（参考資料・ツール）
①既存資料の活用と評価指標
　　ファイル名：UNIT 1 − 4.xlsx　シート名：ワークシート 1 − 4 − 1

②政府統計の総合窓口e-Statホームページ

　http：//www.e-stat.go.jp/SG1/estat/eStatTopPortal.do

③栄養教育・指導論や応用栄養学など講義に用いたテキスト

④プリシード・プロシードモデル

　ファイル名：UNIT 1 － 4.xlsx　シート名：ワークシート 1 － 4 － 2

●ワークの手順

①グループで取り上げる対象集団の食生活上の問題や特性などについて、統計データ
　ベース（政府統計の総合窓口e-Statホームページ）を活用して、QOL、健康・身体
　状況、栄養・食生活状況、食行動・食習慣など多角的に情報を収集する。

②栄養教育・指導論や応用栄養学などのテキストなどを参考に、対象集団のライフス
　テージ・ライフスタイルに関連するキーワードを用いて調査結果を調べ、問題点に
　ついての情報を絞り込む。たとえば、単身生活者の朝食欠食の問題を取り上げる場
　合であれば「朝食　単身」などを組み合わせて検索するとよい。

③**ワークシート 1 － 4 － 1**を用いて、使用したキーワード、調査の概要、調査結果な
　どを記録しておく（表 1 － 4 － 1 参照）。

④さらに、個々の調査結果から明らかにされている実態を把握し、以下についてグルー
　プメンバー間で討議し、**ワークシート 1 － 4 － 1**に記録する。

　　・栄養教育・指導によって改善の効果が期待できる問題点は何か

　　・最も効果が期待できる問題点を 1 つ選び、その問題解決のために事前調査により
　　　入手すべきデータ（ベースラインデータ）は何か

　　・対象集団にとって重要であり、実現可能な目標は何か

　　・目標の達成度を評価するための指標は何か

⑤いくつかの既存の調査結果から得られたアセスメント結果は、グループメンバー間
　で話し合って、プリシード・プロシードモデルを用いて、**ワークシート 1 － 4 － 2**
　の「ニーズアセスメント（プリシード）」欄に段階ごとに分類して書き入れ、因果
　関係の連鎖図として表す。

(2)　実習クラスのアセスメント結果を用いる場合

●用意するもの（参考資料・ツール）

①UNIT 1 － 1で行った実習生の健康・身体状況のアセスメント結果（集団）

②UNIT 1 － 2で行った実習生の栄養・食生活状況のアセスメント結果（集団）

③UNIT 1 － 3で行った実習生の食行動・食習慣調査結果（集団）

④ワークシート 1 － 4 － 2（Work 1 － 4 － 1⑴に同じ）

●ワークの手順

①UNIT 1 - 1で行った健康・身体状況のアセスメント、UNIT 1 - 2で行った栄養・食生活状況のアセスメント、UNIT 1 - 3で行った食行動・食習慣調査結果を実習クラスとしてまとめ、問題点を把握する。

②さらに必要な情報は、(1)と同様に統計データベースなどを活用して、多角的に収集する。

③得られたアセスメント結果について、プリシード・プロシードモデルの枠組み（図1 - 4 - 1参照）を用いて、グループメンバー間で話し合って、**ワークシート1 - 4 - 2**の「ニーズアセスメント（プリシード）」欄に段階ごとに分類して書き入れる（表1 - 4 - 2参照）。

ポイント&アドバイス

1——既存資料を活用した対象集団の実態把握

①対象集団の実態を把握するためには、身体状況、栄養摂取状況、健康・栄養に関する知識や態度など、あらゆる角度から検討する必要がある。社会生活基本調査や国民健康・栄養調査などの既存資料を活用すれば、栄養教育・指導の課題を見つけることができる。

②抽出される情報は、検索に用いたキーワードによって異なるため、必ず記録して抽出漏れを防ぐとともに再検索できるようにしておく。また、入手した既存資料は、調査の対象者数や抽出方法などについて確認し、教育効果を検証する評価デザインの参考にする（次節「2　評価のデザイン」参照）。なお、各グループで異なるキーワードを用いて**ワークシート1 - 4 - 1**を完成させ、データを統合・蓄積すれば、栄養教育・指導のための基礎資料として活用することができる。

2——プリシード・プロシードモデル

プリシード・プロシードモデル(PRECEDE-PROCEED Model)は、ヘルスプロモーションの企画・実施・評価の展開手順を示したモデルである。大きく分けて、ニーズアセスメントに関わるプリシードの部分（第1〜4段階）と、実施・評価に関わるプロシードの部分（第5〜8段階）からなる（図1 - 4 - 1）。

表 1 − 4 − 1　既存資料から抽出した情報の記録記入例　【ワークシート 1 − 4 − 1】

キーワード	朝食
アドレス（調査日）	http：//www.e-stat.go.jp/SG1/estat/XXXXXXXXX（20XX/9/10）
調査名称	平成XX年社会生活基本調査
調査機関	総務省
根拠法	統計法
調査目的	社会生活基本調査は、国民の社会生活の実態を明らかにするための基礎資料を得ることを目的とする
調査周期	昭和51年以来 5 年ごとに行われている
調査対象	指定した調査区（全国で約6,700調査区）内に居住する世帯のうちから、選定した約 8 万世帯の10歳以上の世帯員約20万人
調査方法	生活時間の配分についての調査は、10月14日から10月22日までの 9 日間のうちから、調査区ごとに指定した連続する 2 日間とし、15分単位で記入する
調査項目	曜日、普段の就業状態、男女、年齢・ライフステージ、朝食開始時刻別行動者数（構成比）および平均朝食開始時刻
調査結果	短大・高専・大学・大学院生の朝食行動者率　平日76.1％、土曜日56.7％、日曜日52.9％
備考	行動者率とは、調査日に当該行動をした人の数／行動者数の10歳以上人口に占める割合（％）を示す
対象集団の問題点	大学生の朝食欠食率は、平日で25％、休日で45％程度と推定される
現状把握	対象集団の大学生に同様の調査を実施した結果、朝食欠食率は平日、休日ともに30％であった
目標	6 か月後に、平日の朝食欠食率を25％未満に減少させる
評価指標	朝食欠食率

キーワードによって抽出されるデータは異なるため、複数考えて試してみる。

HPのアドレスは確認できるように必ずコピーしておく。

調査の名称、機関、根拠法、目的、周期などはHPの記載をそのままコピーできる。

調査結果の理解に必要な内容をコピーするとよい。

栄養教育により解決できそうな問題点を選ぶ。

実際に調査できない場合、推測値を用いてもよい。

目標達成の期限を明記する。

表1−4−2　プリシード・プロシードモデルを用いた大学生の栄養教育モデルの例　【ワークシート1−4−2】

2年○クラス　　対象者数：30名　　年齢：19〜20歳　　性別：女

段階	内容	ニードアセスメント（プリシード）	計画（目標・ゴールの設定）	実施	評価（プロシード）
第1段階 社会アセスメント	対象集団が自分自身のニーズやQOLをどう考えているのかを把握する	QOL：将来の目標がない者20%、「いつも」ストレスを感じている者40%	QOL目標：6か月後、将来の目標がある者の増加、「いつも」ストレスを感じている者の改善	クラスアワーにおいて将来の目標に関するグループディスカッション（月1回）を実施する。教員はストレス対処を目的とした個人面談（30分間/人）を行う。	6か月後、将来の目標を考える者が2倍に増え、「いつも」ストレスを感じている者が35%に減少した。
	健康問題を具体的に特定する	健康状態：適正体重者60%、自覚症状「あり」の者80%	改善目標：3か月後、適正体重者の増加、自覚症状「あり」の者の減少	各自が1週間の身体計測値と自覚症状の記録をとり、現状を把握する。その後3週間、適正体重を目標としてセルフモニタリングを実施し、毎週、評価と目標の見直しを繰り返す。（注1）	3か月後、適正体重者が増加し、自覚症状「あり」の者が50%に減少した。
第2段階 疫学・行動・環境アセスメント	健康問題の原因となっている行動や生活習慣を特定する	行動アセスメント：朝食を毎日欠食している者5%、毎日間食している者40%	行動目標：3か月後、朝食を毎日欠食している者の減少、毎日間食している者の減少	朝食の重要性について講義を行い、3週間の朝食メニューを立てる。間食はルールを決め、不要なものは買わない。（注2）	3か月後、朝食を毎日欠食している者がいなくなり、毎日間食している者が減少した。
	健康問題の原因となっている環境要因を特定する	行動・環境アセスメント：就寝時間は「いつも」午前2時前の者10%、間食にかかっている費用30%	行動・環境目標：1か月後、遅い就寝時間の改善、間食の費用がかかっている者の増加	生活時間調査を実施して遅い就寝時間の原因を認識する。間食はセルフチェックシートで毎週セルフチェックする（注2）。	1か月後、就寝時間は「時々」午前2時以降になり、間食の費用が増加する者が増加した。
第3段階 教育/エコロジカルアセスメント	行動・環境目的を達成させるため、動機付けに関する準備要因、継続を支援する強化要因、行動変容や環境改善を可能にする実現要因を特定する	準備要因（知識や信念、認識など）：適正体重についての知識な解度2点（知識不足）、食生活を問題点と認識している者、改善する意欲（自己効力感）が低い	準備要因：適正体重についての知識理解度4点、食生活の問題点の認識、改善する意欲（自己効力感）の向上	身体計測値からBMIを算出し適正体重と比較する。1週間の食事記録から食生活の問題点を管理栄養士・栄養士役とともに確認し、1週間ごとに評価して改善できた時は教員がほめる。（注1）	1か月後、適正体重についての理解度4点、食生活の問題点を認識し、改善する意欲（自己効力感）が向上した。
		強化要因（周囲からの支援など）：不要な減量をしている者20%	強化要因：適正体重を維持しようと思う者80%	クラス全体で、「やせたい」を言葉にしない。	不要な減量をしている者15%、適正体重を維持しようと思う者85%
		実現要因（実現するための技術や資源など）：適正な食事量がわからず、情報を入手できない	実現要因：適正な食事量の基準を入手できる、情報を入手できる	食品交換表を用いて適正な食事量を把握し、情報の入手方法を教育する。	適正な食事量の基準を理解し、情報の入手ができた。

段階	内容	ニードアセスメント（プリシード）	計画（目標・ゴールの設定）	実施	評価（プロシード）
第4段階 運営／政策アセスメント	プログラムに必要な時間、予算や人材などの資源と、実施の際の障害などを明らかにする	組織支援体制：学科全体として栄養教育プログラムを計画していない	組織支援体制の目標：栄養教育論実習において教育プログラムを計画し実施する	栄養教育論実習の担当者が中心になり、教育プログラムを計画し実施する	学科内で教育プログラムの検討委員会が発足し、栄養教育プログラムの計画が始まった
	現行の政策、法規制、組織内での促進要因や障害要因などを明らかにする	学内に健康的な食事を提供する食堂がない	食堂で健康的な食事を週2日提供する	食堂の委託業者に依頼し、健康的な食事の提供を要請する	食堂で健康的な食事を週3日提供するようになった

注1：ウエイトコントロール実習プログラム：全4週間分（中尾美貴子作成）
身体計測および生活行動、食生活行動、排便、健康状況などについて1週間毎日記録する。
さらに秤量法による3日間の食事調査を実施する。
2人ペアで管理栄養士・栄養士役と対象者役となり、管理栄養士・栄養士役は対象者の栄養摂取量を算出し、食事診断を行う。
管理栄養士・栄養士役は1週間の結果を分析し、結果に基づいてカウンセリングを行い、対象者役が1週間後の目標を設定できるよう支援する。
1週間後に、管理栄養士・栄養士役は身体計測値と食生活状況を確認する。
毎日の献立記録から交換表を用いてエネルギー量を算出して目標達成の評価を行う。
目標設定および評価の過程を3週間繰り返す。
注2：レシートダイエット（オプション）：須永美幸作成
1週間分のレシートを集め、不要なものの購入パターンを分析する。
自らルールを決めて間食の取り過ぎをコントロールできるようにする。
詳細は、オプション1－4－1（p.88）のとおり。

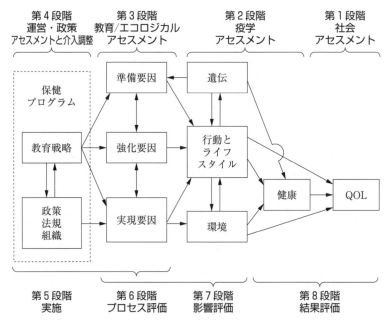

図1－4－1　プリシード・プロシードモデル

資料：ローレンス W. グリーン・マーシャル W. グロイター（神馬征峰訳）『実践ヘル
スプロモーション　PRECEDE-PROCEEDモデルによる企画と評価』医学書院
2005年

Work 1-4-2

　　プリシード・プロシードモデルを用いて、結果目標、行動目標、環境目標、学習目標を設定しよう　　　　　　　　　　　　　　　　　【推奨時間：45分】

●**用意するもの**（ツール）

①ワークシート1－4－2（Work1－4－1(1)に同じ）

②結果目標（QOLに関する目標：長期目標）の設定

　ファイル名：UNIT1－4.xlsx　シート名：ワークシート1－4－3

③健康に関する目標（中期目標）の設定

　ファイル名：UNIT1－4.xlsx　シート名：ワークシート1－4－4

④行動目標、環境目標（短期目標）の設定

　ファイル名：UNIT1－4.xlsx　シート名：ワークシート1－4－5

⑤学習目標（短期目標）の設定

　ファイル名：UNIT1－4.xlsx　シート名：ワークシート1－4－6

●ワークの手順

1．結果（アウトカム）目標（QOLに関する目標：長期目標）の設定

①Work 1 － 4 － 1⑵で行った対象集団のQOLに関わる第1段階に書き込まれた課題のうち、どれが栄養教育・指導プログラムの最優先課題になるのかについて、**ワークシート1－4－3**を用いてグループで十分意見を出し合って検討する。QOLのアセスメントに必要な情報が不足している場合には、社会的な関心事や対象集団の価値観などから判断し、健康問題についての意識の向上につながると一般的に推測できるニーズも挙げて検討する。

②グループで選んだ課題が栄養教育・指導プログラムとして最優先される理由を確かな根拠で裏づけるために、複数の情報源から集めた客観的なデータで確認する。

③最優先課題から、将来どのような生活状況を実現できれば対象集団のQOLが向上するのかについてグループで検討し、理念的な目標として結果目標を設定する。なお、QOLを検討する前に、次の段階で行う健康問題がすでに決まっていることも多い。その場合には、なぜその健康問題が取り上げられるようになったのかという背景を確認したり、QOLとその健康問題の間にはどのような関わりがあるのかについて見直してみることによってQOLを検討し、結果目標を設定する。

④**ワークシート1－4－2**の「計画（目標・ゴールの設定）」欄の第1段階に、設定した目標を書き入れる。

2．健康に関する目標（中期目標）の設定

①グループで話し合って、Work 1 － 4 － 1⑵で行った対象集団の第2段階に書き込まれた健康に関わる問題について、**ワークシート1－4－4**を用いて評価する。

②評価に基づいて、健康問題に優先順位を付ける。最優先した健康問題は、その理由や根拠を示すことができるように整理する。

③最優先の健康問題を、いつまでに、どの程度まで改善させるのか目標を設定する。

④**ワークシート1－4－2**の「計画（目標・ゴールの設定）」欄のうち、第2段階のなかの健康問題の特定の欄に、設定した目標を書き入れる。

3．行動目標、環境目標（短期目標）の設定

①グループで話し合って、Work 1 － 4 － 1で行った対象集団の第2段階に書き込まれた、QOLや健康問題に影響を及ぼす「行動とライフスタイル」と「環境」に関わる要因について、**ワークシート1－4－5**を用いて評価する。

②評価に基づいて、どの行動要因と環境要因に対して介入するべきかについて優先順位を付ける。

③最優先して介入すべき行動要因と環境要因を選定した後、その介入によっていつまでにどの程度改善させるのかを決めて、達成すべき行動目標、および環境目標（個別目標）を設定する。

④**ワークシート1－4－2**の「計画（目標・ゴールの設定）」欄のうち、第2段階の

中の行動・生活習慣と環境要因の特定の欄に、設定した目標を書き入れる。

4．学習目標（短期目標）の設定

①行動目標および環境目標の設定手順と同様に、グループで話し合って、Work 1 －4－1で行った対象集団の第3段階に書き込まれた、行動要因と環境要因に影響を及ぼす「準備要因」「強化要因」「実現要因」について、**ワークシート1－4－6**を用いて評価する。

②評価に基づき、各要因についてそれぞれ何に介入すべきかについて優先順位を付ける。

③最優先して介入すべき準備要因、強化要因、実現要因を選定した後、その介入により達成すべき学習目標を決める。学習目標は、行動目標の達成に必要な知識の理解と定着、態度の形成（動機付け）、スキルの習得を図るための目標である。

④**ワークシート1－4－2**の「計画（目標・ゴールの設定）」欄の第3段階に、設定した目標を書き入れる。

ポイント＆アドバイス

1――目標の達成を評価する指標

　栄養教育・指導の目標は、時間軸で表現すると、プログラムが最終的にめざす結果目標と、それを達成するためのいくつかの行動目標、環境目標、さらに学習目標がある。これらの目標は、測定できるように設定することで、評価の指標となる。

2――優先課題の選定

　目標を設定する際には、多くの問題点の中から何を優先的に改善するのかを選定していく。特に栄養教育・指導の中心となる行動目標、環境目標、学習目標を設定する際に優先度を決める基準となるのは問題の「重要性」と行動の「変わりやすさ（実現可能性）」である。重要性とは、QOLや健康問題との関連性、因果関係の強さのことであり、変わりやすさとは、栄養教育・指導によって改善できる可能性の高さのことである（図1－4－2参照）。

3――プリシード・プロシードモデルによる段階的な目標設定

　プリシード・プロシードモデルを用いると、対象集団の問題とその要因を分析しながら目標設定を段階的に行うことができる。栄養教育・指導によって食行動が望ましい方向に変わり、習慣化するためには、第2段階の「行動とライフスタイル」「環境」の課題を改善するための目標と、その関連要因である第3段階の「準備要因」「強化要因」「実現要因」の課題を改善するための学習目標の達成が中心となる。しかし、

	重要性：より大	重要性：より小
変わりやすさ：より大	最優先プログラム（第1分画）	政治目的以外優先度は小（第3分画）
変わりやすさ：より小	新プログラムでの、優先度大：評価不可欠（第2分画）	プログラムから除外（第4分画）

４つのカテゴリー別にアクションも変わってくる。

図1－4－2　重要性と変わりやすさの２つの次元による
行動のランクづけ

資料：ローレンスW.グリーン・マーシャルW.クロイター著、神馬征峰訳『実践ヘルスプロモーション　PRECEDE-PROCEEDモデルによる企画と評価』医学書院　2005年　p.135

　その段階から分析を始めるのではなく、QOLや健康問題との関係を明確にすることが重要である。

2　評価のデザイン

実習・演習の目標

　栄養教育・指導の有効性を評価するための評価デザインを提案し、実現可能性について判断できる力を習得する。

☑ **事前にチェック！**

- □ 評価の意義と目的を明確にすることができるか。
- □ 評価に用いられている指標を挙げることができるか。
- □ 有効性、効果、効率など、評価に用いられる用語を理解しているか。
- □ 代表的な評価（研究）デザインを挙げることができるか。
- □ 妥当性の高い評価のための条件を挙げることができるか。
- □ 評価に影響を与える要因（バイアスなど）について説明できるか。

Work 1 - 4 - 3

　教育プログラムの有効性や教育効果を評価するための評価デザインを提案してみよう　　　　　　　　　　　　　　　　　　　　　【推奨時間：45分】

●**用意するもの**（ツール）

○栄養教育・指導の評価デザイン案

　　ファイル名：UNIT 1 - 4. xlsx　シート名：ワークシート 1 - 4 - 7

●**ワークの手順**

①代表的な評価デザインである実験デザイン、準実験デザイン、前後比較デザイン、
　ケーススタディデザインの枠組みについてグループメンバー間で話し合う。

②各評価デザインの特性（長所と短所）についてグループメンバー間で話し合い、明
　らかにする。

③「1．優先課題の選定と教育目標の設定」で明確にした栄養教育・指導プログラム
　の目標から、**ワークシート 1 - 4 - 7** を用いて、教育効果を評価するための具体的
　なデザインについてグループメンバー間で討議し、提案する（表 1 - 4 - 3 参照）。

ポイント&アドバイス

1──評価の目的

　栄養教育の評価は、❶栄養教育における実施上の問題点を評価し、改善につなげる
こと、❷教育の有効性、効果や効率を明らかにすること、❸栄養教育の研究や理論化
を進めることを目的として行う。したがって、栄養教育の過程では必ず評価を行い、
次の栄養教育計画にフィードバックし、教育の質の向上を図らなければならない。

2──評価指標の設定

①評価指標とは、実施した教育プログラムの有効性や教育効果を示すものであり、過
　去の実績値や理論値などを用いて目標値にする場合と、他の教育プログラムによる
　成果との比較に用いる場合がある。設定する際には、個人や対象となる集団にとっ
　て少しの努力で達成でき、さらに客観的な数値で教育効果が明らかになる評価指標
　が望ましい。

②評価時期は、評価指標の変化が期待できる時期を選び、1か月後や6か月後のよう
　に明記する。評価結果は、次の計画のために適切な時期にフィードバックする。

3──評価デザイン

①評価デザインは、対照群とその無作為割り付けの有無、事前調査の有無によって説
　明できる。

②教育プログラムの効果は、事後における評価指標の変化を客観的な数値として示す
　ことになる。代表的な評価デザインの中で「実験デザイン」は最も妥当性が高いが、

表 1 － 4 － 3　妥当性の高い評価デザインの例　【ワークシート 1 － 4 － 7】

目標	減量プログラムの効果、有効性の検証	
評価デザイン	実験デザイン	準実験デザイン
目的	体験型減量プログラムの有効性評価	減量希望の有無による減量プログラムの効果判定
対象の選出	実施したい地域で減量希望者を公募する	実施したい地域で減量希望者を公募すると同時に、同一地域内の協力者を選出する
対象の割り付け	対象者を無作為に 2 群に割り付ける	減量希望者を介入群とし、介入群と同等の体重の者（性別やBMIなどのマッチングを行う）に協力を依頼し、対照群として割り付ける
介入群	介入群に減量プログラムを行う	
対照群	対照群には何もしない	
評価指標	体重または体重減少率	
ベースライン（事前）評価	介入群と対照群ともに減量プログラム開始直前の体重を計測する	
事後評価	減量プログラムの計画の段階で、あらかじめ評価時期（教育終了 1 か月後または 6 か月後など）を決めておく	
問題点	対照群には学習の機会を与えないため、不平等が生じる	対照群の選定方法（選択バイアス）が評価結果を左右する
留意点	対照群に対する十分な説明と同意が必要である	対照群として協力を依頼する際、減量希望がないことを確認する
対応方法	対照群には従来型の減量プログラムを実施する並行法や、時期をずらして同じ減量プログラムを実施する交互法を用いるなどの工夫が必要である	介入群は協力的であるが、対照群は協力を得られないことがあるため、十分な説明と同意が必要である
その他	体脂肪率や食事摂取量、運動量、減量に関する知識・態度の変化も観察し、フィードバックに用いる	

観察のみ行う対照群には栄養教育の機会を与えないことになり、倫理的に問題がある。そこで、介入群と教育内容を変えて従来型の教育を対照群に行う「並行法」や、期間をずらして対照群にも同じ教育を行う「交互法」などを取り入れ、実現可能なデザインを計画する。

③評価の妥当性に影響を与える要因の 1 つとしてバイアス（偏り）があり、サンプリングバイアス、選択バイアス、測定バイアスのほか、偶然生じる場合や交絡バイアスなどがある。これらの要因はできるだけ排除し、教育プログラムの有効性や教育効果を評価する。

④評価デザインを提案する際には、目的に合った対象者（個人や対象集団）を選定することが重要である。教育効果を明らかにするためには、分析するのに十分な人数の協力者から同意を得る必要があり、また、評価の妥当性が高いデザインは一般に実施が困難であるため、目的に合わせた実施可能な評価デザインを計画する。

⑤実験デザインまたは準実験デザインでは実施が困難な場合、前後比較デザインや

ケーススタディデザインを用いた提案でもよい。

3　評価計画の立案

☑ **事前にチェック！**

☐　PDCAサイクルの意義を理解しているか。

☐　企画評価、経過（プロセス）評価、影響評価、結果評価について説明できるか。

☐　経済評価に用いられる分析方法を挙げることができるか。

Work 1-4-4

Work 1－4－2で設定した目標に基づいて、評価計画を立ててみよう

【推奨時間：45分】

●**用意するもの**（ツール）

○ワークシート 1－4－2 （Work 1－4－1 ⑴に同じ）

●**ワークの手順**

①**ワークシート1－4－2**を用いて、Work 1－4－2で設定した結果目標、行動目標、環境目標、学習目標に基づいて、**ワークシート1－4－2**の「評価（プロシード）」の各段階に書き入れる。

②**ワークシート1－4－2**を踏まえて、PDCAサイクルにそって「企画評価」「経過（プロセス）評価」「影響評価」「結果評価」を設定する。さらに、「経済的評価」「総合的評価」について検討する。その際には、表1－4－4を参照し、評価の要点を確認する。

表1－4－4　栄養教育マネジメントに沿った評価方法

種類	段階	評価の要点	教育者の技術に関する評価	学習者の目標達成に関する評価
（ニーズアセスメント）		学習者のニーズを把握し問題行動を特定できたか	学習者のニーズ、健康・栄養状態、行動、知識・態度、地域、組織、資源などを把握し、問題行動を特定できたか	個人や対象集団は、行動変容段階モデルを適用して行動変容に対する態度や信念をステージにより分類し、適切な働きかけを行う。さらに集団では、性・年齢別や生活様式などにより分類すると、効果的な教育内容や教育方法を検討しやすい。
企画評価	計画 Plan	問題行動について十分に分析できたか	アセスメントに基づき（身体計測値、臨床検査値、質問紙調査、面接調査、既存データなど）、問題行動について十分に分析できたか（ベースラインデータを収集する）	
		目標は適切に設定できたか	目標（結果目標、行動目標、環境目標、学習目標（pp.81－83参照）は学習者にとって重要であり、栄養教育により達成できるものか、また達成時期を明確に設定しているか	
		教育内容は適切であるか	教育内容は学習者のニーズ、知識・態度および技術レベルに合っているか	
		教育方法は適切に計画できたか	教育方法（教育スタッフ、学習形態、参加者数、周知方法、実施回数・時間、資料・媒体、機器、場所、費用など）は適切に計画できたか	
		教育スタッフの技術は十分であるか	教育スタッフに必要な研修、スタッフ間の連携は十分であるか	
		評価プログラムは適切に計画できたか	教育に関する評価プログラム（評価目的、評価時期、評価者、評価方法および内容の評価について明確にする）は適切に計画できたか	栄養教育の実施に関する実施目標として設定しておく。
経過（過程）評価	実行 Do	教育は企画どおり実施できているか	教育内容や教育方法の実施状況および参加状況は企画どおりになっているか（問題があれば改善する）	
		目標達成に向けて改善できているか	短期目標の達成に向けて必要な知識・態度・技術の習得（学習目標）、行動の変容（行動目標）、食環境を改善（環境目標）し、自己効力感を高める（学習目標）ことができたか	行動目標の達成に必要な学習目標（知識の理解、態度の変容、技術の習得）は達成できているか 行動変容を支援する食環境を整備・改善できているか（環境目標） プログラムの実施状況として評価する場合は経過評価に相当する
影響評価		短期目標は達成できたか	事前調査により知識、態度、技術レベルなどを把握しておき、プログラム途中で目的達成に向けて改善できているかを確認する。改善できていなければ、問題点を明らかにし修正をかける。この時企画評価も同時に評価する。	短期目標（行動目標、環境目標、学習目標）は達成できたか（ベースラインデータと同様の方法で測定する） プログラムの終了時点で評価する場合は影響評価に相当する
結果評価	確認 Check	中期目標は達成できたか		健康状態は改善したか（死亡率、有病率、リスクファクター、臨床検査値、骨密度、血圧などの指標により把握する） 望ましい食習慣をプログラムの最終目標とする場合には、行動目標の内容が結果評価に相当する
		長期目標は達成できたか		QOLは向上したか（結果目標）
経済的評価		費用効果または費用便益は妥当か	目的の効果を得るためにかかった費用は妥当であったか（医療費を削減できたか）	
総合的評価	改善 Action	評価結果に基づき総合的な判定を行う	企画評価、経過評価、影響評価、結果評価から多面的かつ総合的に評価を行う	

注：経済的評価は総合的評価に含める場合がある。
　　上記以外に栄養教育プログラムが開発・実施されている段階で行う評価を形成的評価という。プログラムが十分に開発・実施された後に行う全体的な影響・成果の評価を総括的評価という。
資料：春木敏編『エッセンシャル栄養教育論』医歯薬出版　2007年　pp.76-83をもとに作成

● ポイント&アドバイス

●──評価計画の立案

①評価計画は、ニーズアセスメントに基づき、P（計画）では「企画評価」、D（実行）では「経過（過程）評価」、C（確認・評価）では「影響評価」「結果評価」を行い、A（改善）では「経済的評価」を含めた「総合的評価」によってプログラム全体の有効性、効果を判定する。評価結果はフィードバックし、期待した成果が得られなかった場合にはプログラムの見直しを行う。

②経過（過程）評価の目的は、目標達成ができなかった場合に、プログラムが企画どおりに実施されたにも関わらずなぜ達成できなかったのか、あるいはそもそも企画どおりに実施されなかったために達成できなかったのかを明らかにすることである。企画評価に問題がないとしても実際に現場では実行できない場合がある。

③経済評価には、費用効果分析、費用便益分析、費用効用分析などが用いられる。

④評価の各段階において教育者の技術に関する評価を行い、目標達成に関する評価につなげる。

●オプション１－４－１●

食品購入や外食で受け取るレシートを用いて、食生活を見直すきっかけづくりにしよう　　　　　　　　　　　　　　　　　　　　　【推奨時間：30分】

●用意するもの（ツール）

①レシートでダイエット

　ファイル名：UNIT１－４.xlsx　シート名：ワークシート１－４－８

②説明用スライド（「レシートでダイエット」の目的および手順）

　ファイル名：Needs&Wants.ppt

●ワークの手順

①各自が食品購入や外食で受取るレシートを１週間分（または２週間分）集めて持参し、日付（時間）順に並べる。

②ニーズ（needs）とウォンツ（wants）の考え方を確認する。ニーズは生命維持に必要不可欠なもの、ウォンツは不可欠ではないが欲しいものとして分類する。たとえば、牛乳やニンジンのように栄養学的に摂取すべき食品はニーズ、酒やアイスクリームのように嗜好品に類する食品はウォンツと考える。

③レシートの各品目をニーズとウォンツに分類するため、ウォンツの品名についてはマーカーなどで印を付ける。

④**ワークシート1－4－8**を用いて、ニーズの品目については、6つの食品群別に購入の有無をチェックする。

⑤ウォンツについては、日付、曜日、購入時間、食品の品目名、金額を**ワークシート1－4－8**に記入する。

⑥ニーズとウォンツのバランスを考え、ウォンツの中から不要なものを選ぶ。選択にはルールを決め、たとえば1日1品まで、1日の合計エネルギー200 kcal以下、1週間に1,000円までというように、達成できそうな基準を設けて取捨選択する。

⑦ニーズとウォンツの中で不足しやすい食品と不要な食品、外食や中食の頻度や食費に占める割合、購入時間の規則性などについて分析する。

⑧各自の分析結果をまとめ、気づいた問題点、改善するための方法についてグループで討議した後、全体発表を行う。

〈注意点〉
　1：減量のためだけでなく、食生活を見直すきっかけづくりに用いることができる。
　2：個人情報保護のためレシートは自己分析用とし、回収はしない。
　3：自動販売機や個人商店などレシートのない買物では、分析から漏れることがあるので注意する。

【引用文献】
　1）春木敏編『エッセンシャル栄養教育論　第3版』医歯薬出版　2014年　pp.95-100
　2）細谷憲政・松田朗監、小山秀夫・杉山みち子編『これからの高齢者の栄養管理サービス』第一出版　1998年　p.181
【参考文献】
　1）国立健康・栄養研究所監、丸山千寿子他編『健康・栄養科学シリーズ　栄養教育論　改訂第3版』南江堂　2013年　pp.123-127
　2）特定非営利活動法人日本栄養改善学会監、武見ゆかり他編『管理栄養士におけるモデルコアカリキュラム準拠　第7巻　栄養教育論─理論と実践─』医師薬出版株式会社　2013年　pp.55-57
　3）全国栄養士養成施設協会他監、池田小夜子他著『サクセス管理栄養士講座　栄養教育論』第一出版　2014年　p.79
　4）松本千明『保健スタッフのためのソーシャル・マーケティングの基礎』医歯薬出版　2004年
　5）ローレンスW.グリーン・マーシャルW.クロイター（神馬征峰訳）『実践ヘルスプロモーション　PRECEDE-PROCEEDモデルによる企画と評価』医学書院　2005年
【ワークシートの参考文献】
　•ワークシート1－4－2
　細谷憲政・松田朗監修、小山秀夫・杉山みち子編『これからの高齢者の栄養管理サービス』第一出版　1998年　p.181
　ローレンスW.グリーン・マーシャルW.クロイター（神馬征峰訳）『実践ヘルスプロモーション─PRECEDE-PROCEEDモデルによる企画と評価』医学書院　2013年
　•ワークシート1－4－3～1－4－6
　ローレンスW.グリーン・マーシャルW.クロイター（神馬征峰訳）『実践ヘルスプロモーション　PRECEDE-PROCEEDモデルによる企画と評価』医学書院　2005年

UNIT 1-5 栄養教育計画の立案

1 集団を対象とした栄養教育カリキュラムの編成

実習・演習の目標

　対象者が目標を達成できるようカリキュラム案を作成し教育の全体像を示す。対象者に適した教育内容を継続的に展開し系統的な取り組みとするため、教育に要する資源を分析し、必要経費の計上方法を習得する。

☑ **事前にチェック！**

　□　集団教育の特徴を理解しているか。

　□　栄養教育カリキュラムに盛り込むべき項目について理解しているか。

　□　対象集団の特性に応じた学習形態や教材について理解しているか。

Work 1-5-1

栄養教育カリキュラムを作成し、教育の実施に必要な資源を検討しよう
【推奨時間：90分】

●**用意するもの**（ツール）

①栄養教育カリキュラムの作成

　　ファイル名：UNIT 1 -5.xlsx　シート名：ワークシート 1 - 5 - 1

②栄養教育の内容、時間の必要量、スケジュールの検討

　　ファイル名：UNIT 1 -5.xlsx　シート名：ワークシート 1 - 5 - 2

③マンパワー（人的資源）の必要量の検討

　　ファイル名：UNIT 1 -5.xlsx　シート名：ワークシート 1 - 5 - 3

④物的資源（設備・備品など）の必要量の検討

　　ファイル名：UNIT 1 -5.xlsx　シート名：ワークシート 1 - 5 - 4

●ワークの手順

①UNIT 1 - 4で設定した教育目標を達成できるように教育内容の概要を考える。ワークシート 1 - 5 - 1を用いて、教育目標、教育内容、教育回数や時間、教育方法、教材・媒体、教育実施者、他のスタッフの配置と役割分担、実施場所について検討し、一覧表としてまとめる（表 1 - 5 - 1参照）。

②ワークシート 1 - 5 - 2を用いて、教育計画の実施に向けた活動内容、時間の必要量、スケジュールを検討する。

③ワークシート 1 - 5 - 3を用いて、教育計画の実施に向けた人的資源の必要量を検討する。

④ワークシート 1 - 5 - 4を用いて、教育計画の実施に向けた物的資源（設備や備品など）の必要量を検討する。

⑤上記②から④を踏まえて、人件費、設備備品費、旅費・交通費、消耗品費などの費目に分けて必要経費を検討する。

ポイント&アドバイス

1──栄養教育カリキュラム

　対象集団の栄養アセスメントから抽出された問題点を解決するための教育目標を明確にし、その目標達成のための教育内容を計画する。それには、教育日時、教育順序、教育方法、使用する教材、費用、時間配分などを計画するため、栄養教育計画のための 6 W 1 H 1 Bを考慮して作成するとよい（表 1 - 5 - 2 ）。

2──予算の確保

　栄養教育を実施するためには資金が必要となる。予算が予め確定している中で教育を計画する場合や、計画後に予算を計上する場合がある。いずれの場合も表 1 - 5 - 3に示すような項目を検討し、必要経費を算出する。

　一方で、経費がかからない方法を考えることも重要である。消耗品などの経費を削減する方法もあるが、同じ目的をもつ団体・機関と共同で教育を実施することにより、会場費や人件費などが削減できる。

表1-5-1　栄養教育カリキュラムの作成例（「若い女性のやせ（低体重）対策栄養講習会」を想定）

学習目標：若い女性のやせが引き起こす健康問題を理解する。

行動目標：1日3回の食事をする。外食の場合は主食・主菜・副菜の揃った食事を選択する。

環境目標：手軽に調理できる食材を常備する。

結果目標：望ましい食習慣を確立し、適正体重の者の割合を80%以上にする。

対象集団：健診で低体重を指摘された女子大学生　40名

実施期間：3か月間

実施回数：5回　＜講義（3回）・運動実技実習（1回）・調理実習（1回）＞

各回の教育・指導内容

	日程	テーマ（目標）	教育内容・方法	教材・媒体	担当者	他のスタッフの配置と役割分担	場所
第1回	年　月　日（60分）	若年女性の低栄養問題（若い女性のやせが引き起こすダイエットや無理な健康問題を知る）	講義形式・演習形式：若い女性のやせが引き起こす健康への影響（貧血、骨量低下、低出生体重児の出産リスクなど）を理解する。全国の20代女性の体格や摂取量の年次推移を把握する。	パンフレット、講義資料、Power Point	管理栄養士・栄養士	医師	講義室
第2回	年　月　日（60分）	食生活を振り返ろう（自分の食生活を振り返り、問題点に気づく）	講義形式・演習形式：20代の栄養素等摂取量と食事摂取基準の値を比較し、不足しがちな栄養素を知る。自分の欠食状況や主食・主菜・副菜の摂り方などを振り返る。	Power Point、フードモデル、食事記録表、食事バランスガイド	管理栄養士・栄養士		講義室
第3回	年　月　日（120分）	美しさは食事と運動から（適切な食事と運動について理解する）	講義形式・実習形式：適正な体型を維持するためには、適切な食事と適度な運動が重要であることを理解する。簡単に実践できる運動や、生活活動における工夫点を紹介する。	リーフレット、短期目標設定用紙、セルフモニタリングシート	管理栄養士・栄養士	健康運動指導士	講義室、体育館
第4回	年　月　日（120分）	自分で作って食べよう（不足しがちな栄養素の摂取方法を知る）	実習形式：若い女性が不足しがちな栄養素（鉄、カルシウム、食物繊維、ビタミンCなど）の働きと含有食品を伝える。簡単レシピなどを紹介し、実際に調理する。家庭でも実践するよう促す。	食品カード、料理レシピ、食材量、調理器具等	管理栄養士・栄養士		調理実習室
第5回	年　月　日（60分）	目標を立てよう（適切な食生活や運動を習慣化する意欲をもつ）	講義形式・演習形式：第1回～4回の内容を整理する。自分の食生活や運動の取り組み状況を報告する。個人で今後の目標を立てる。	実践報告シート、目標設定用紙	管理栄養士・栄養士		講義室

表1−5−2　栄養教育カリキュラムの構成要素（6W1H1B）

要素		内容
Why	なぜ行うのか	栄養アセスメントを踏まえた問題点の把握と課題の整理、目標の設定
When	いつまでに行うのか いつ行うのか	教育期間・教育回数や頻度の設定 日時・所要時間の設定
Where	どこで行うのか	場所の設定、設備や教育環境の確認、学習者のアクセスに関する検討
Who	だれが行うのか	教育実施者の決定（職種、トレーニングの有無）、チームティーチングの検討
Whom	だれを対象として行うのか	個人か集団か、学習者の発達段階や環境要因などの把握
What	何を教育するのか	目標に合わせた教育・学習内容の決定
How	どのように教育するのか	教育・学習方法と形態の決定。使用教材や資料などの選択
Budget (How much)	どの程度の予算で行うのか	予算の見積もりと使用計画の作成、予算の確保（学習者負担額の決定）

資料：下田妙子編著『Nブックス栄養教育論』建帛社　2013年　p.97をもとに作成

表1−5−3　予算を検討すべき項目

項目	例
人件費	講師への謝礼、外部スタッフの賃金など
設備費	コンピュータ、コンピュータソフト、コピー機、調理器具など
交通費	
広報・通信費 印刷・製本費 材料費 消耗品費	参加者の募集、講師や外部スタッフへの連絡など 教材、資料など 調理実習の食材など 文具など
会場費 会議費 図書費	栄養教育の場、会議室など 資料代、茶菓子など 書籍、DVDなど

資料：池田小夜子・斉藤トシ子・川野因『サクセス栄養教育論』第一出版　2013年　p.84をもとに作成

2　集団を対象とした指導案の作成

実習・演習の目標

栄養教育カリキュラムにおける各回の指導計画である指導案の作成方法を習得する。

☑ **事前にチェック！**

　□　対象集団の学習状況（取り組みに対する意欲、理解力、学習の進行状況など）を把握しているか。

　□　指導案に盛り込むべき項目について理解しているか。

□　導入、展開、まとめの3段階の構成における留意事項を理解しているか。

□　評価指標について理解しているか。

Work 1 - 5 - 2

教育目標を達成するための指導案を作成しよう　　【推奨時間：90分】

●用意するもの（ツール）

○指導案

　　ファイル名：UNIT 1 - 5. xlsx　　シート名：ワークシート1 - 5 - 5

●ワークの手順

①Work 1 - 5 - 1で編成した栄養教育カリキュラムから1回の教育内容を選ぶ。

②ワークシート1 - 5 - 5を用い、テーマ（題目）、ねらい、対象者、人数、場所を書く。

③UNIT 1 - 4で設定した教育目標に従って、学習目標、行動目標、環境目標、結果目標を書く。

④ねらいに沿った教育内容の展開過程を検討し、時間配分、指導上の留意点、教材・媒体を決定し、指導案としてまとめる（表1 - 5 - 4）。

⑤UNIT 1 - 4で設定した教育目標の達成状況や指導案の内容が適切であったかなどを精査するために、評価指標を記載する。

ポイント&アドバイス

●──指導案の作成

　指導案は、1回ごとの教育内容を記載したものである。教育のねらいを達成するために、何を、どのような順序や方法で指導し、対象者がどのように学んでいくかを考慮して栄養教育の構想を一定の形式に表現したものである。多くの場合、「導入→展開→まとめ」の流れでまとめる。

　それぞれの内容の詳細は以下のようである。

「導入」：教育のねらいの確認、対象者への動機付け、問題提起

　　　　　本時のテーマに関して、対象者がどのような知識、考え、スキルをもっているのかを確認する。

「展開」：指導案の中心部分となる。教育の流れを順序よく書き、それぞれの具体的な指導内容を書くほか、使用する教材等を記載する。

表1-5-4　指導案例（指導対象：若年女性）

「若い女性のやせ（低体重）対策栄養講習会」（第2回）指導案

テーマ（題目）：食生活を振り返ろう

ねらい：自分の食生活を振り返り、問題点に気づく。

対象者：健診で低体重を指摘された女子大学生　　　人数：40名　　　場所：講義室

学習目標：若年女性に必要な主食・主菜・副菜の割合や量を理解する。

行動目標：1日3回の食事をする。
　　　　　外食する場合は主食・主菜・副菜の揃った食事を選択する。

環境目標：手軽に調理できる食材を常備する。

結果目標：望ましい食習慣を確立し、適正体重の者の割合を80%以上にする。

	日時	指導内容	指導上の留意点	教材・媒体
導入 5分		1．挨拶 2．前時の教育内容の復習	● 参加者と交流を図る。 ● 前時の学習内容を振り返る。	
展開 45分		1．20代女性の不足しがちな栄養素	● 全国の20代女性の栄養素等摂取状況の実態を伝える。食事摂取基準の値と比較し、不足しがちな栄養素に気づかせる。	Power Point（国民健康・栄養調査結果）（食事摂取基準）
		2．若年女性の食事の適量	● フードモデルを活用し、食事の適量を視覚的に理解させる。	フードモデル
		3．自分の食生活の現状把握	● 食事記録表に各自の食事内容を記載させる。 ● 食事記録表に記載した内容を食事バランスガイドに照らし合わせ、自分の適量に対しての過不足を把握させる。	食事記録表 食事バランスガイド
		4．自分の食生活の改善策	● 欠食や主食・主菜・副菜の摂り方における問題点を挙げさせ、短期間で実践できる改善策を考えさせる。	
まとめ 10分		1．本時の教育内容の整理	● 本時の学習内容をまとめる。 　参加者に欠食をしないこと、主食・主菜・副菜を揃えた食事を心がけるよう促す。	
		2．行動目標の設定	● 個人で実施できそうな短期間の行動目標を設定させ、発表させる。	短期目標設定用紙
評価	企画評価	教育の展開方法は、教育目標に沿うものであるか。 教材は、参加者に適したものであるか。		
	経過評価	無理なく理解できる教育内容であったか。 若年女性に必要な主食・主菜・副菜の割合や量を理解できたか。 自らの健康状態を自覚し、健康な食生活を送る意欲が高まったか。		
	影響評価	欠食せず、1日3食の食事を摂るようになったか。 主食、主菜、副菜の揃った食事を1日2回以上摂取するようになったか。		
	結果評価	参加者の80%以上の者が適正体重にすることができたか。		

指導者が一方的に説明する一方向性の教育とならないよう、対象者の活動を取り入れ、双方向性の教育となるとよい。

「まとめ」：本時の栄養教育の学習ポイントを確認する。そのうえで対象者が、今後行うべき行動目標を明確に理解し、実践しようとしているのかを確認する。

3 評価結果のフィードバック

実習・演習の目標

　指導案に基づいた栄養教育・指導を発表し、その評価結果をフィードバックして次の計画に活用する方法を習得する。

☑ **事前にチェック！**

　□　フィードバックの意義と目的を明確にすることができるか。

　□　フィードバックに用いる情報の収集方法を理解しているか。

Work 1-5-3

集団を対象とした栄養教育・指導の発表を行い、評価しよう

【推奨時間：90分× 2】

●**用意するもの**（ツール）

〇発表者に対するチェックリスト

　ファイル名：UNIT 1 -5. xlsx　シート名：ワークシート 1 - 5 - 6

●**ワークの手順**

①Work 1 - 5 - 2で作成した指導案に基づき、グループごとに本時の教育・指導について発表する。

②発表が終わったら**ワークシート 1 - 5 - 6**を用いて、指導教員、他のグループから評価を受ける。想定した対象となる集団の立場で、発表者に対して話し方・態度、発表に対する満足度について技術的な評価を行い、目標の達成度を評価する。発表者自身も**ワークシート 1 - 5 - 6**を用いて自己評価を行う。その他の欄には「科学的根拠に基づいたデータを使っていたか」「問いかけは適切だったか」「板書は適切だったか」など、発表者が自分なりに課題としていることを挙げて評価してもらってもよい。

③評価結果は、発表者の自己評価と比較してフィードバックし、改善点が見つかった

場合には再検討して指導案を改善する。

● ポイント&アドバイス

1──フィードバック

　フィードバックは、教育によって対象者に獲得された知識・技術のほか、行動変容への意欲や自己効力感などについて、目標達成に向けて最適な方法を選択しているか、目標まであとどのくらいなのか、どのくらいずれているのか、客観的な視点を加えることでゴールへの軌道を修正していくために必要である。

　教育プログラムの見直しを重ねることによって、誰が教育プログラムを実施しても同じような効果を期待できる手順（マニュアル）として標準化することができる。また、教育プログラムを質的にコントロールし、より効率的なものにすることができる。

　適切な栄養教育・指導には計画の段階で、評価のための計画が必要であり、具体的な目標設定と、それに沿った評価を行い、フィードバックすることが重要である。そのためには経過記録（報告書）を作成し、教育にあたり多職種の専門家間で共通認識をもつことができるようにするとよい。

2──本時の教育目標に対する評価の観点とチェックリスト

　1回の教育を実施した後に行う評価（経過評価）については、本時の教育目標（経過目標）がどのように達成できたかについて、教育実施者の評価（目標達成状況や教育技術の評価）と対象者の評価（習得状況の評価）を行う。

　チェックリストは、教育目標の達成度を評価する方法の1つであり、知識・態度・行動のほか、食事内容や自己効力感などの項目別に問診や質問紙法によって作成し、教育前後の変化を観察する。対象者のためのセルフチェックとして用いるとともに、教育者側と対象者側からの相互評価を行うことによって改善策が立てやすくなる。

　チェックリストの項目には、目標達成に必要な知識・技術の習得、行動の変容、食環境の改善などによって自己効力感を高めることができたか、また、目標達成に向けて改善できているかなどについて分析できる項目（経過評価）を含めておくと、問題点が把握しやすい。

3──継続的な質の改善（continuous quality improvement：CQI）[1]

　栄養教育の質を改善するためには、現状に対してどのように改善されたか、継続的に評価を行い、改善活動に取り組む必要がある。栄養教育・指導は教育的手段を用いて個人や対象集団の食習慣と栄養状態を改善する試みであり、その業務内容は教育サービスと考えられる。サービスの質の評価には構造（structure）、経過（process）、

結果（outcome）の３つの要素があり、結果評価には数年間を必要とするため、事業実施量（output）の観点から評価を行うことがある（UNIT 3 - 1「特定健診・保健指導の流れの把握」の項参照）。

【引用文献】
　1）中村丁次・外山健二編『管理栄養士講座　栄養教育論Ⅰ―栄養教育の概念と方法―』建帛社
　　　　2006年　pp. 163-164
【参考文献】
　1）辻とみ子・堀田千津子編『新版ヘルス21栄養教育・栄養指導論』医歯薬出版　2017年
　2）赤松利恵編『行動変容を成功させるプロになる栄養教育スキルアップブック』化学同人
　　　　2009年
　3）関口紀子・蕨迫栄美子編『栄養教育論―栄養の指導―第21版』学建書院　2016年
　4）逸見幾代編『栄養教育論実習・演習』ドメス出版　2017年
　5）武見ゆかり・吉池信男『「食事バランスガイド」を活用した栄養教育・食育実践マニュアル
　　　　第３版』第一出版　2018年
　6）吉田勉監　土江節子編『食物と栄養学基礎シリーズ9　栄養教育論』学文社　2013年
　7）特定非営利活動法人日本栄養改善学会監　武見ゆかり他編『管理栄養士養成課程におけるモ
　　　　デルコアカリキュラム準拠　第7巻　栄養教育論―理論と実践―』医歯薬出版　2013年
【ワークシートの参考文献】
　•ワークシート1−5−1
　　　岸田典子『ウエルネス　栄養教育・栄養指導論』医歯薬出版　2005年　p. 102
　•ワークシート1−5−2
　　　ローレンスW．グリーン・マーシャルW．クロイター (神馬征峰訳)『実践ヘルスプロモーショ
　　　　ン　PRECEDE-PROCEEDモデルによる企画と評価』医学書院　2005年　p. 228
　•ワークシート1−5−3
　　　同上書　p. 229
　•ワークシート1−5−6
　　　武山満智子訳『患者教育のポイント―アセスメントから評価まで』医学書院　1993年　p. 120
　　　永野君子・南幸・山本隆子編『アクティブ栄養教育・指導実習　第2版』医歯薬出版　2005年
　　　　pp. 102-106

UNIT 1-6 カウンセリング技法

1 聴き方の基本姿勢 —観察、傾聴、確認、共感—

実習・演習の目標

　カウンセリングは、対象者が、食生活改善や食事療法に対する動機付けを高めるだけでなく、負担となっている気持ちや考え、心理的背景について「言葉にしてみる」ことを通して問題を解決するための気づきと自己決定を促す支援である。ここでは、カウンセリングを行うためにカウンセラーとして必要な基本姿勢である観察、傾聴、確認、共感を習得する。

☑ **事前にチェック！**

- □　ガイダンスとカウンセリングの違いを理解しているか。
- □　接遇の基本である挨拶や身だしなみを整えているか。
- □　面接室の環境整備についての知識をもっているか。
- □　面接に必要な資料、用具について理解しているか。

Work 1 - 6 - 1

　ロールプレイングによって、カウンセラーの沈黙の態度が与える影響を体験してみよう　　　　　　　　　　　　　　　　　　　　　【推奨時間：45分】

●**用意するもの**（ツール）

○観察の基本姿勢

　ファイル名：UNIT 1 – 6. xlsx　シート名：ワークシート 1 – 6 – 1

●**ワークの手順**

①2人1組になってカウンセラー役とクライアント役を決める。

②クライアント役は、「最近あったちょっと面白かった出来事」をテーマに話す内容を考えておく。

③カウンセラー役は、「最近、ちょっと面白かったことは何かありましたか？」と問いかけ、クライアント役は、それをテーマに約2分間で話す。

④クライアント役が話す間、カウンセラー役は言葉を発せず、前半（約1分間）は、好ましいと思う表情や視線、うなずきをし、後半には、好ましくない反応で聞くことをいくつか意識的に行う。

⑤話が終了したら、クライアント役の感想を聞く。

⑥クライアント役は、表1-6-1のモデルを参照し、**ワークシート1-6-1**を用いて、ロールプレイング中の言語的表現と非言語的表現を記入する。

⑦役割を交代する。

ポイント&アドバイス

●──観察の基本姿勢

　クライアントは、言語的、非言語的に気持ちを表現している。しかし、言語的表現と非言語的表現は一致しない場合もある。「観察」とは、言語的表現（キーワード）と非言語的表現（キーメッセージ）が一致したところ（ポイント）を捉えることである。

表1-6-1　観察の基本姿勢　【ワークシート1-6-1】

表現の種類	解説	モデル
言語的表現	言葉の内容で気持ちを表しているところを捉える。	・食べないと物足りないんです ・これくらいいいかなと思います ・飲まないと眠れないんです ・しょうがないんです ・普通だと思います ・情けない ・せつない　など
非言語的表現	言葉の内容以外の表現で気持ちを捉える。	・首をかしげる ・表情が変わる（笑顔、明るく、暗く） ・眉間にしわが寄る ・目が輝く ・目がうるむ ・口をゆがめる ・声が震える ・口調が変化する（大きく、小さく） ・身を乗り出す ・そっぽを向く　など

Work 1-6-2

ロールプレイングによって、クライアントの話を傾聴しよう

【推奨時間：40分】

●**用意するもの**（ツール）

①カウンセリング記録表1：傾聴

ファイル名：UNIT 1－6. xlsx　シート名：ワークシート1－6－2

②検討表：沈黙の態度とその影響

ファイル名：UNIT 1－6. xlsx　シート名：ワークシート1－6－3

●**ワークの手順**

①2人1組になってカウンセラー役とクライアント役を決める。

②クライアント役は、「最近、自分ながらがんばったなと思うこと」をテーマに話す内容を考えておく。

③カウンセラー役は、「最近、自分ながらがんばったなと思うことはありますか？」と問いかけ、クライアント役は、それをテーマに約2分間で話す。カウンセラー役は、クライアント役の話の内容をよく聞いて、**ワークシート1－6－2に記録する**（表1－6－3参照）。

④カウンセラー役はクライアント役の話を傾聴しながら、言語的・非言語的な反応を返す。その際、クライアント役の生き生きとした反応を引き出せるよう心がける。

⑤話が終了したらカウンセラー役は、クライアントの生き生きとした反応を引き出せなかった箇所をチェックし、状況の追加、およびカウンセラーとしての反応の修正案を記入する。また、話を傾聴している時に、自分がどのようなブロッキングをしていたのかを記入する。（**ワークシート1－6－2**）。

⑥役割を交代する。

⑦ペアは離れず、4〜6人のグループになり、司会と書記を決める。

⑧**ワークシート1－6－3を用いて、好ましい沈黙の態度とその効果、好ましくない沈黙の態度とその悪影響についてまとめる（表1－6－4参照）。

⑨各グループでの意見をまとめて発表する。

ポイント&アドバイス

1──傾聴の基本姿勢とブロッキング現象

相手の話を聴こうとすると、しばしば自分の頭や心の中に、それを邪魔するものが

表1−6−2　傾聴の基本姿勢

ブロッキングの種類	解説	モデル
・思い込み ・同一視 ・追体験 ・興味・関心 ・意見 ・ガイダンス ・シナリオ ・同情 ・憶測 ・違和感 ・不快感 ・罪意識 ・用事を思い出す　など	相手の話を聴く時、客観的に正しく聴くことができず、勝手な解釈や思い込みなど沢山のブロッキングがある。しかし、それらの多くが、聴き手の主観であることを自覚できていない場合が多い。	・自分と同じだな ・それくらい大したことない ・だめだったんだ ・我慢が足りないな ・昔からそういう人なんだな ・慰めてあげたい ・つまらない話だな ・もっと要領よく話せないのかな ・次の患者が来る時間だな ・うらやましいな　　など

生じてしまう。これを「ブロッキング現象」という。ブロッキング現象が生じると、自分の気持ちから聴き、理解してしまうため、相手との間にズレが生じ、相手の話の内容や気持ちを理解することができなくなる。

　ブロッキングをした聴き方では、話し手はわかってもらえる嬉しさや何を言っても受けとめてもらえる安心感、話すことへの意欲をもつことを妨げられてしまう。話し手が安心して自分の気持ちや問題について表現し、自己吟味、自己決定するには、聴き手（カウンセラー）はブロッキング現象を外すようにしていることが重要である。ブロッキングを自覚し、クライアントの「今、ここ」での本当の気持ちと同じ気持ちを意識的に用いながら、フォローの姿勢でついていく聴き方が「傾聴」の基本姿勢である。

　ブロッキングには表1−6−2のように、思い込み、同一視、追体験、興味・関心、意見、ガイダンス、シナリオ、同情、憶測、違和感、不快感、罪意識、用事を思い出すなどがある。ブロッキングが起こっていると、それは、言語的、非言語的に相手に伝わってしまう。

2──カウンセリング記録表（傾聴）の記入例

　カウンセリング記録表とカウンセラーのブロッキングの記述例を表1−6−3に示す。

3──クライアントが話しやすいカウンセラーの態度　─効果的な沈黙と促し─

　聴き手（カウンセラー）の表情や姿勢・態度は、話し手（クライアント）の心に大きな影響を与える。効果的な促しをするためには、ポイント（キーワードやキーメッセージ）を短く繰り返したり、「それから」「なるほど」と話の腰を折ることのないタイミングで言うことである。これによって、話に興味をもって熱心に聴こうとしてくれていると感じる。

表1－6－3　カウンセリング記録表1：傾聴 【ワークシート1－6－2】

記録内容	追加と修正
テーマ：最近、自分ながらがんばったなと思うこと 　このところ仕事が忙しくなっていて、夕食もインスタントものになってしまっていたので、「これはまずい」_①と思って、1か月くらい前から、休みの日に野菜をいろいろ10種類くらい買って、それを色の出ないものから茹でて、切って、冷凍袋に少しずつ小分けしておきました。_② 　いつでもスープに入れたり、解凍してあえ物にしたり、炒めたりもできて、いろんな種類を毎日摂れるし、面倒くさい感じがなくてできるのでいいアイディアだ_③と思いました。 　自分ながら「偉いな！」_③と思ってます。 クライアント役が生き生きしなかったところに下線を引き、状況の追加と修正をする。	①「良くない」と言い換えてしまった。 ②意味を理解できず聞き直した。 ③嬉しそうな表情を再現しきれなかった。

＜カウンセラーのブロッキング＞
・冷凍に向かない野菜はどうなるのだろうとジャガイモなどを想像した。
・「なぜ冷凍袋に少しずつ入れるのかな」と意味を考えてしまった。
・冷凍した野菜は何日くらい使うのかを聞いてみたいという興味がわいた。
・「はじめから冷凍野菜を買ったらいいのに」という意見を言いたくなった。

表1－6－4　沈黙の態度とその影響 【ワークシート1－6－3】

＜好ましい沈黙＞	＜話し手（クライアント）の心への影響＞
・話に合った表情である。 ・言語・非言語的に気持ちを表現したところでうなずいてくれる。 ・視線が合っている。 ・やや前かがみに座り、手が膝や机の上に静かにある。	→わかってくれていると思える。 →次々と話が浮かんでくる。 →真剣に聴いてくれていると思う。 →信頼できて、安心できる。
＜好ましくない沈黙＞ ・腕を組んでいる。 ・こちらを向いていない。 ・ペンをいじる。 ・言いたい気持ちと違う表情をする。 ・首をかしげる。 ・途中で別の用事をする。 ・ほおづえをつく。 ・時計を見る。	＜話し手（クライアント）の心への影響＞ →偉そう。批判的。 →聴く気がないと感じる。 →つまらない話と思われている。 →言い返されそうで怖い。 →わかってもらえていない。 →軽くあしらわれている。 →話せなくなる。 →話を切ったほうがいいなと思う。

Work 1-6-3

ロールプレイングによって、繰り返しの影響を体験してみよう

【推奨時間：60分】

●用意するもの（ツール）

①カウンセリング記録表2：共感的な繰り返し

　ファイル名：UNIT 1 − 6. xlsx　シート名：ワークシート 1 − 6 − 4

②検討表：繰り返しの仕方とその影響

　ファイル名：UNIT 1 − 6. xlsx　シート名：ワークシート 1 − 6 − 5

●ワークの手順

①2人1組になってカウンセラー役とクライアント役を決める。

②クライアント役は、「最近、印象に残っていること」をテーマに話す内容を考えておく。

③カウンセラー役は、「最近、印象に残っていることは何ですか？」と問いかけ、クライアント役は、それをテーマに約2分間で話す。その間、カウンセラー役は、効果的な沈黙と効果的な促しで聴き、繰り返しを行う。必要に応じてテーラーリングをしながら、クライアント役が生き生きとした反応をしているかを確認する。

④ワークシート1 − 6 − 4を用いて、カウンセラー役が繰り返したことに関して、クライアント役から感想や意見をフィードバックしてもらう。

⑤役割を交代する。

⑥ペアは離れず、6人のグループになり、司会と書記を決める。

⑦ワークシート1 − 6 − 5を用いて、好ましい繰り返しの仕方とその効果、好ましくない繰り返しの仕方とその悪影響についてまとめる。

⑧各グループでの意見を発表する。

ポイント&アドバイス

1──確認の基本姿勢とミラーリング効果

　カウンセリング記録表とフィードバックメモの記述例（**ワークシート1 − 6 − 4**）を表1 − 6 − 5に示す。

　カウンセラーは、キーワードやキーメッセージを捉えて、その言葉と表情・しぐさをクライアントの話から同じように繰り返し再現する。クライアントの気持ちを的確に捉えて言いたかったことを「確認」できた時、そしてそのことがクライアントに伝わった時には、クライアントの反応が生き生きして、「わかってもらえる」という安心感が生まれるとともに、新たな気づきが起こる。このように、カウンセラーが鏡となって繰り返すことによる効果を「ミラーリング（鏡像）効果」という。

　この時、棒読みではなく、クライアントが置かれている状況をイメージし、本人になりきって共感していることが大切である（「共感的な繰り返し」）。カウンセラーが

表1−6−5　カウンセリング記録表2：共感的な繰り返し【ワークシート1−6−4】

記録内容	技法
ＣＯ：カウンセラー　　ＣＬ：クライアント（Aさん）	
ＣＯ：最近印象に残っていることはどんなことですか？	開いた質問
ＣＬ：先日の検診でHbA1cが5.6％で再検診になったのです。自分でも少し太ってきたかなとは思うのですけど、まさか私が…という感じです。「基準が厳しすぎるんじゃないの！」と疑ってしまう気持ちもありますが、でもこのまま糖尿病とかになったら嫌だなと少し心配しています。	（効果的な沈黙と促し）
ＣＯ：健診での結果、再検診になったことで、「まさか私が！　厳しすぎるんじゃないの！」という疑う気持ちもあるけど、でも、このまま糖尿病とかになったら嫌だなと少し心配しているのですね。	共感的な繰り返し
ＣＬ：はいそうです。実は母も糖尿病があって、ずいぶん前から薬を飲んでいるのですけど、あまり悪くはなっていないのです。透析とかにならないのは、母が食事を細かく気をつけているからです。おかげで、私たちもバランスのよい食事になっているのです。でも、この何年かは、仕事の付き合いや残業後のストレス食いで、結構偏った食事と食べ過ぎにはなってますね。	確認
ＣＯ：お母様の糖尿病が悪化していないのは、食事に細かく気をつかわれているからなのですね。ご家族の食事も同じようにバランスがよいのですが、Aさんはここ何年か、仕事が影響して食事が乱れているということですね。	共感的な繰り返し
ＣＬ：そうです。母を頼りにしていないで、自分で少し気をつけないといけないですね。母を通して、病気のことや食事のことを私はよくわかっているのに、どこかに飛んでいましたね。成り行き任せではだめですね。意識してみます。	確認
ＣＯ：日々のことで、ついどこかに飛んでいたんですね。お母様を通しての体験があるので、意識すればいいということですね。	共感的な繰り返し
ＣＬ：はい、そのとおりです。	確認

＜クライアントからのフィードバックメモ＞
・繰り返されることで、自分が言いたいとがよりはっきりしてくる。
・繰り返されると少し照れくさいが、本当に言いたいことを修正して話したくなる。
・言いたい気持ちを繰り返されるとわかってもらえて、とても気持ちが高ぶる。
・自分が言ったことでも繰り返されることで、気持ちと違うことを言っていたことがわかり、修正できる。

　理解した内容が、クライアントの言いたい気持ちとぴったりと合って、生き生きとした反応を引き出せればよいが、少しでも反応が悪かったり、視線がよそを向く、首をかしげる、うなだれるなどのしぐさがあれば、違っているサインとして受けとめなければならない。このように、繰り返した時にクライアントの反応が生き生きせず、少しでも不自然さがみられたら、「ちょっと、違ったようですね」「もう一度教えてください」と言ってクライアントの気持ちに合うまで、速やかに修正を行う。この修正方法を「テーラーリング」（仕立て直し）といい、確認の重要な方法である。

　確認の基本姿勢については、表1−6−6のとおりである。

2──共感的な繰り返しの記述例

　好ましい繰り返しの仕方とその効果、好ましくない繰り返しの仕方とその悪影響について（ワークシート1−6−5）の例を表1−6−7に示す。

表1-6-6　確認の基本姿勢

確認の種類	解説	モデル
言葉の繰り返し	観察された言語的表現を、言葉や言い方をまねて再現する。	・食べないと物足りないんですね ・これくらいいいかなと思っておられるんですね ・飲まないと眠れないんですね
非言語の繰り返し	表情やしぐさなどジェスチャーをまねて再現する。	・同じように首をかしげる ・笑顔を見せる ・眉間にしわを寄せる ・口をゆがめる ・声を震わすように言う ・身を乗り出す
テーラーリング	言語・非言語の繰り返しをして、クライアントの表情が生き生きしない時は修正する。	・少し違いますね ・このところはどうでしたか ・もう一度教えてください

表1-6-7　検討表：繰り返しの仕方とその影響　【ワークシート1-6-5】

<好ましい繰り返しの仕方とその効果>
・気持ちのままに繰り返されると、安心感をもち、わかってもらえ、嬉しくなる。
・批判や否定なく受けとめられることで、どのような気持ちをも表現することができる。
・話すことに意欲が出て、自分の問題や気持ちを見つけることに勇気が起こる。
・クライアント自身、自分の言いたいことや問題にしたいことが整理できる。
・自分の言っていないことがわかる。
・次々と話すことで、自覚していなかった気持ちが表現される。
・話が繰り返されることで、気持ちや考えの変化に気づき、修正できる。
・話の矛盾や言動の癖など自分を客観的な視点で見ることができる。
・問題や状況に対して自分がどうすべきかという感情の自分への焦点化が起こる。
・カウンセラーにとっても、自分がクライアントの気持ちを的確に捉えているかどうかを確認できる。
・カウンセラーは確認することで、安心して話を展開できる。

<好ましくない繰り返しの仕方とその悪影響>
・間違った繰り返しばかりでは、不安や怒りが起こる。
・間違った繰り返しは、言いたいことがわからなくなる。
・間の悪い繰り返しは、話の腰を折られる。
・こまめに繰り返しされると、話が先に進まない。
・話のポイント（強いキーワード、キーメッセージ）でないところでの長い繰り返しはイライラする。
・カウンセラーの気持ちや価値観をもった繰り返しは、わかってはもらえないし、否定されそうでこわい。
・ブロッキングで繰り返しをされると誘導されてしまい、自分の気持ちがわからなくなる。
・単なるオウム返し（気持ちが再現されない）では、話す意欲が起こらない。
・的を射ない繰り返しが多すぎると、時間がなくなる。

3──共感の基本姿勢

　カウンセラーがクライアントと同じような気持ちを共有できるようになってくると「共感」が生まれる。大切なのは、クライアントが今どのような状況に置かれ、どんな気持ちでいるかをブロッキングしない程度に想像したり、感情移入して、自分自身のことのようにイメージし、その共感する思いをクライアントに示すことである。共感は、心を開き、心を癒す力をもっている。

　なお、同感とは、クライアントの話を聴いて聴き手にとっても同じに感じることであり、また、同情とは、クライアントの話を聴いて聴き手に起こる気持ちのことであって、それぞれ共感とは別のものである。

2　面接法（インタビュー法）

> **実習・演習の目標**
>
> 　クライアントの話の内容と展開に応じて、質問を意図的に使い分ける方法を習得する。また、クライアントが言いたいことを自由に言えるとともに、気づきを促すように、効果的な質問を行う方法を習得する。

☑ 事前にチェック！

- □ 言語的表現と非言語的表現に着目して聴くことができるか。
- □ ブロッキングを意識して、クライアントのどのような話でもフォローの姿勢で傾聴することができるか。
- □ クライアントの言いたいポイントを繰り返して確認することの効果（ミラーリング効果）について理解しているか。
- □ 繰り返して確認したときにクライアントの態度に不自然さがみられた場合、テーラーリングができるか。

> ## Work 1 - 6 - 4
>
> ### ロールプレイングによって、インタビューを行ってみよう
>
> 【推奨時間：90分】

●用意するもの（ツール）

○カウンセリング記録表3：インタビュー法

　ファイル名：UNIT 1 - 6.xlsx　シート名：ワークシート 1 - 6 - 6

●ワークの手順

①3人1組になってカウンセラー役、クライアント役、記録者を決める。

②クライアント役は、「最近の自分の食生活について感じていること」をテーマに話す内容を考えておく。

③カウンセラー役は、「最近の自分の食生活についてどのように思いますか？」と問いかけ、クライアント役は、それをテーマに約2分間で話す。クライアント役が話す間、カウンセラー役は、基本姿勢によって効果的に沈黙したり、促す。

④質問によって話を展開する。終了したら、これまでの話をポイントに沿って要約する。その時、クライアント役の反応が生き生きしているかを確認する。

⑤クライアント役の確認がとれたら、カウンセラー役の質問の仕方や態度、クライア

ント役自身が質問に答えて気づいたことなどインタビュー法の効果に関する感想や意見をフィードバックしてもらう。

⑥役割を交代する。

⑦3人組は離れず9人のグループになり、司会と書記を決める。

⑧**ワークシート1－6－6**を用いて、効果的なインタビュー法とは何かについてまとめる。

⑨各グループでの意見を発表する。

● ポイント&アドバイス

1──開いた質問と閉じた質問（表1－6－8）

　カウンセリングでは、まずカウンセラーが「今、健康のことで気になっていることはどんなことですか？」「健康のことで相談に来ようと思われたのはどんなお気持ちからですか？」と問うことによって、クライアントはどのような状態に置かれ、どのような心の状況（考え、価値観、要望、感情、動機など）でいるのかをクライアント

表1－6－8　開いた質問と閉じた質問

特徴ほか ＼ 確認の種類	開いた質問	閉じた質問
長　所	・自分の気持ちや考えについて自由に言える。 ・自分の思いついたことが話せる。 ・自分の気持ちを検索でき、明確になる。 ・日頃考えていないことに焦点をあて、考えたり感じたりすることができる。 ・自分の気持ちや考えを表現することで、新たな自分を発見することができる。 ・表現することで、自信につながる。	・考えずに答えられる。 ・短時間にたくさんの情報が得られる。 ・気持ちを出さなくてよい。 ・深く入り込まない。 ・聞き手の技術が問われない。
短　所	・答えにくい。 ・質問の意図がわからないと、何を言ってよいか戸惑う。 ・相手を知らないと言葉を取り繕ってしまい、本当の気持ちが出るまでに時間がかかる。 ・漠然としていて話しづらい。 ・話すことに苦手意識があると言葉が出てこない。	・話したいことが自由に話せない。 ・会話のキャッチボールができない。 ・感情が伴わない。 ・気持ちを表現できない。 ・本当のニードに気づきが起こらない。 ・気持ちを整理できない。 ・本当は何が言いたいのかわからない。
モデル	・検査結果について、どのように感じられていますか？ ・運動が続かないことについて、どのように思われますか？ ・間食を止めたいというのは、どんなお気持ちがあるからですか？ ・栄養指導を受けようと思われたのは、どんなお気持ちからですか？ ・ダイエットしようと思われたのは、どんな動機からですか？	・朝食は全部召し上がりましたか？ ・痛みはありますか？ ・タバコを吸われますか？ ・アレルギー反応が出たことはありますか？ ・ご家族で糖尿病のかたはいらっしゃいますか？ ・パンとご飯はどちらがよいですか？ ・朝食は何時になさいますか？

自身の言葉で表現できるようになる。この時カウンセラーは、クライアントに視線を向け、やわらかい表情と視線を向けることが重要である。このような「いかがですか?」「どうですか?」などと気持ちを自由に答える「開いた質問」は、自分の本当に言いたいことにたどりつくには効果的である。その反面、慣れない関係では話しにくい面もある。そこで、はじめに自己紹介や「朝食は召し上がりましたか?」などと限られた答えを求める「閉じた質問」を行って緊張を解くことも重要である。

2──効果的なインタビュー法とは

効果的なインタビュー法とは、カウンセラーがクライアントの置かれている状況、思考、気持ち、要望を意識して質問することで、クライアントを理解する方法である。また、カウンセラーは、自分もクライアントに何を聴きたいかをイメージして発問する。また、クライアントの強調した言葉に着目し、そこにはどんな気持ちがあるのかを明確にする。そのためには、クライアントの言いたいことや言おうと思っていることへの質問、クライアントの気づきを促す質問をすることが重要である。具体的には、以下のような質問である。

①クライアントの置かれている客観的な状況を明確にする

6 W 2 H（"When" "Where" "Who" "Whom" "What" "Why" "How to" "How much"）を明らかにする質問、過去・現在・未来の出来事や状況の質問など、クライアントの置かれている状況を理解するために必要な事柄を聴く。その際には、過去の出来事とその時の気持ちや考え、そして、そのことを今はどのように思うかというマトリックス図をつくっておくと整理しやすい。

②クライアントの考え、気持ちや感情といった主観を明確にする

クライアントの強調した言葉に着目し、そこにはどんな気持ちがあるのかを明確にする。

　考　え：「その原因は何ですか?」

　　　　　「どのような方法で減量しようと考えますか?」　など

　気持ち：「そのことについてどう思っていますか?」

　　　　　「どんな気持ちがあるからですか?」

　　　　　「その感情は何ですか?」

　　　　　「実行を邪魔する気持ちは何でしょうか?」

　　　　　「お酒を飲みたいという気持ちの背後の感情は?」　など

③クライアントの要望を明確にする

　「本当はどうであるとよいのか?」

　「将来どうでありたいか?」

　「相手にどうしてほしかったか?」

　「どんな自分であるとよいか?」　など

3──カウンセリング記録表（インタビュー法）の記入例

　カウンセリング記録表、フィードバックメモ、効果的なインタビュー法とは何かについての記述例を表1−6−9に示す。

表1−6−9　カウンセリング記録表3：インタビュー法　【ワークシート1−6−6】

記録内容	技法
ＣＯ：カウンセラー　　ＣＬ：クライアント	
ＣＯ：最近のご自分の食生活についてどのように思われますか？	開いた質問
ＣＬ：実は朝食がどうしても食べられないのです。	（効果的な沈黙と促し）
ＣＯ：朝食が食べられないのですねぇ。	共感的な繰り返し
そのことについてもう少し様子を教えてください。	状況の明確化
ＣＬ：朝食を食べる時間はあるのですが、起きてからボーっとして体が動かない感じで朝食を作ることができないし、食べる気にもならないのです。	
ＣＯ：時間というより、体がボーっとしていて動かないし、食べる気もないのですね。原因は何だと思われますか？	共感的な繰り返し（うなずきの確認）
ＣＬ：考えてみると、楽しいことがある日は朝から元気なのです。ということは、毎日はつまらないと思っているのでしょうね。実際は、つまらないことばかりじゃないのですけどね。仕事にも達成感があるし、友達とも楽しい話ができるし…。きっと「仕事は嫌だ！」と思い込んでるんでしょうね。	思考の明確化
ＣＯ：実は、毎日は楽しいし、達成感もあるのに「仕事は嫌だ！」と思い込んでいるところがあるのですね。思い込んでいるのは、どんな気持ちがあるからだと思いますか？	共感的な繰り返し（うなずきの確認）気持ちの明確化
ＣＬ：よいことはあって当たり前。嫌なことばかりを不満に感じているのですね。ネガティブ思考なのですね。今度からはよいことや楽しいことを考えるようにします。そうすると朝も元気が出て、朝食を食べられそうです。	
ＣＯ：ネガティブ思考だから少し意識を変えて、よいことや楽しいことを意識する思考に変えていこうということですね。	共感的な繰り返し
時間には起きられるのに、ボーっとして朝食がとれなかったのは、無意識に仕事は嫌だという気持ちを思い浮かべては、気分が落ち込んでいたのですね。楽しいことを意識すれば、元気が出て朝食が食べられそうだということですね。	要約
ＣＬ：はい、そういうことです。	確認

＜カウンセラーとクライアントによるフィードバックメモ＞

・朝食と自分のネガティブ思考が関係していることに気づいたことが発見だった（ＣＬ）。
・思いもよらないところに話がいってしまった気がしたが、実は、そこが重要だったので驚いた（ＣＯ）。
・インタビュー法で聴かれることで、改めて考える機会ができた（ＣＬ）。
・どこをどうインタビューするかはコツがいると思うが、面白いと思った（ＣＯ）。

＜グループ討議：効果的なインタビュー法とは＞

・状況と思考、気持ち、要望を意識して質問することで、ＣＬを理解することができる。
・共感的に繰り返しながら、どこを聴きたいかを自分もイメージして発問する。
・過去の出来事とその時の気持ちや考え、そして、そのことを今はどのように思うかというマトリックス図をつくっておくと整理しやすい。
・ＣＬの強調した言葉に着目し、そこにはどんな気持ちがあるのかを明確にする。
・話したいことを質問することと、話すことが気づきにとって必要なことを質問（原因や思考、気持ち）することが重要である。

3　行動技法を取り入れたカウンセリング

実習・演習の目標

　行動技法のうち、クライアントが目標行動を設定できるように支援していくカウンセリングの方法と、クライアントのストレス症状の背後にある本当の欲求に気づき、それを満たす行動ができるように支援するストレス対処のカウンセリングの方法を習得する。

☑ **事前にチェック！**

　　□　カウンセリングの基本姿勢を理解しているか。

　　□　開いた質問と閉じた質問ができるか。

　　□　効果的なインタビューができるか。

Work 1 - 6 - 5

ロールプレイングによる模擬カウンセリングによって、目標行動を設定しよう
【推奨時間：40分】

●**用意するもの**（ツール）

○カウンセリング記録表 4 ：目標行動の設定

　　ファイル名：UNIT 1 − 6.xlsx　シート名：ワークシート 1 − 6 − 7

●**ワークの手順**

①3 人 1 組になってカウンセラー役、クライアント役、記録者を決める。

②クライアント役は、「健康のことで気になっていること」をテーマに話す内容を考えておく。

③カウンセラー役は、「健康のことで気になっていることは何ですか？」と問いかけ、クライアント役は、それをテーマに約 2 分間で話す。カウンセラー役は、クライアント役が話す間に効果的な沈黙と促し、インタビュー法によって話を展開する。

④インタビューが終了したら、これまでの話をポイントに沿って要約する。

⑤具体的で実行可能な目標にする。

⑥クライアント役に、目標を実行できる自信度（自己決定したことに対して自ら予測する実行可能性のことで自己効力感（セルフ・エフィカシー））を確認する。

⑦カウンセリングが終わったら、**ワークシート 1 − 6 − 7** を用いてクライアント役から感想や意見をフィードバックしてもらう。

⑧役割を交代する。

● ポイント&アドバイス

1──意思決定や実行を促すためのカウンセリングの留意点

　クライアントのニーズが明確になって、クライアントの心のもち方が変わって行動変容を前向きに考え始めている段階では、行動変容に伴う負担感も感じており、実際には行動変容までには至っていない状態、あるいは、行動変容を実行するきっかけや支援を求めている状態など様々である。意思決定を促す場合には、動機を強化したり、負担を軽減したり、自信を強化する働きかけを行い、実行を促す場合には、具体的で実行可能な目標をクライアント自身が決められるように支援したり、行動変容の具体的な方法を情報提供する。

2──カウンセリング記録表（目標行動の設定）の記入例

　カウンセリング記録表とフィードバックメモの記述例を表1－6－10に示す。記述例では、健康行動をとりたいという動機と健康行動を邪魔する負担感との葛藤をコントロールするために、動機を強化し、負担を軽減するための癒しの技法が含まれている。この例は、わかっていてもやめることができない行動について、自らの意志に沿って行動することを妨げている感情に焦点をあてて、その妨げのもとになっている感情を意図的に想起し、その後、自分が望むイメージに修正することで負担感を軽減したり、自己効力感の向上につなげて行動変容を支援している。

表1－6－10　カウンセリング記録表4：目標行動の設定　【ワークシート1－6－7】

記録内容	技　法
ＣＯ：カウンセラー　　　ＣＬ：クライアント	
ＣＯ：健康のことで気になっていることはどんなことですか？	開いた質問 　（効果的な沈黙と促し）
ＣＬ：医師から体重を減らすように言われたんです。確かにだんだん太ってきているので膝も痛くなってきてわかっているんですけど、何から手をつけていいか困っているのです。	
ＣＯ：だんだん太ってきて膝にも影響が出ているけれど、何から手をつけていいか困って、相談にいらしたということですね。	共感的な繰り返し
ＣＬ：はい、そうです。	確認
ＣＯ：太り始めたのは、いつ頃からですか？	状況の明確化
ＣＬ：そうですね…。子どもが生まれてからですね。家にいて子どもの食べ残しとか、一緒におやつを食べているうちにだんだんこうなってきましたね。	
ＣＯ：子育て中の食べ方が影響しているということですね。 　今はどんな食生活なのですか？	共感的な繰り返し 状況の明確化
ＣＬ：早食いとお腹一杯食べる癖がついちゃって、そうしないと気が済まないのですよね。食後のおやつも1日3回は楽しみです。みんなよりは、いつも多く食べているように思います。	
ＣＯ：食事も間食も全体的に多くなっているということですね。 　早食いやお腹一杯食べないと気が済まないという行動の背後には、どんな気持ちがあるように思われますか？	共感的な繰り返し 気持ちの明確化
ＣＬ：「自分のために食べている！」「私の時間！」という感じですね。	

ＣＯ：「私の時間！」というのはどういう意味ですか？	思考の明確化
ＣＬ：子どもが生まれてからは、家事や育児、雑用に追われて暮らしている感じがして、こんな暮らしがいつまで続くんだろうと思うと"せつない"気持ちがあるのだと思います。そんな時でも食べている時は、自分の時間だと思えるのですね。「おいしい！」「幸せ！」と感じる瞬間があって満たされるのだと思います。	
ＣＯ：自分のこと以外で振り回されていることに心の奥で"せつない"と思う気持ちがあって、それを満たしてくれるのが食べている時ということですね。その時は「おいしい！」「幸せ！」ととても感じる瞬間なのですね。	共感的な繰り返し
ＣＬ：私にはゆとりがないですね。そんなにガツガツしなくても、もっと自由に自分を楽しませるような、優雅な時間を過ごしてもいいですね。	
ＣＯ：子育て時期の忙しさの心の奥にあった"せつなさ"が食への執着をつくり、それが習慣化されているということですね。	要約
そして、気持ちにゆとりをもって優雅な時間を過ごしてもいいなと気づかれたのですね。	目標行動の明確化
それでは、これから具体的にはどのようにしていこうと思われますか？	
ＣＬ：❶毎食一人盛りにして、量を決めて食べます。❷野菜を中心にして、肉魚は添える程度（50ｇ程度）にします。❸綺麗な食器で優雅に時間をかけて、30分は席を立たないことにします。	目標行動の設定
ＣＯ：気持ちにゆとりをもって優雅な時間を過ごしながら、決めた量をゆったり食べて自分の時間を大切にしている様子をイメージしてください。そして、「やせて、膝も快調で、身のこなしもよくなるよ。これなら安心だね！　ちゃんとできるよ」と言ってください。 しかし、「食べちゃえ！」「気が済まないぞ！」という感情もありますね。この感情を説得する心の声をイメージしてください。何と言えばいいでしょう？　たとえば、「食べたって自分の時間はもてないよ！」「食べたって気が済むことはないよ！」「もっと素敵な時間を過ごせるから大丈夫よ！」という言葉です。どんな言葉がぴったりですか？	
ＣＬ：「これまでよく頑張ってきたね。偉かったね。これからは、たくさんの幸せな時間を過ごすから安心して！」という感じですね。	
ＣＯ：その言葉を言うと、今どんな気持ちですか？	
ＣＬ：とても癒されます。自分のこれまでを肯定できて、これから頑張ろうという勇気が出ます。	
ＣＯ：では、先ほどの目標は守れそうですか？	実行度のチェック
ＣＬ：はい、楽しみになってきました。自分が取り戻せる感じです。	自信度の確認

> ＜カウンセラーとクライアントによるフィードバックメモ＞
> ・状況を聴き、強い気持ちや独特の表現ではその背後の気持ちを聴くということの効果を実感できた。
> ・手順を繰り返すことで、それなりに気持ちや本当の思いが出てきたので嬉しい。
> ・カウンセリングは、上質な会話であると思う。
> ・カウンセリングの技術は、基本的なソーシャルスキルで、今後役に立ちそうだと実感した。
> ・食べ物は、心理や価値観と関連していることがよくわかった。

Work 1-6-6

ロールプレイングによって、ストレスに対処する模擬カウンセリングを行ってみよう　【推奨時間：60分】

●用意するもの（ツール）

○カウンセリング記録表5：ストレス対処法

　　ファイル名：UNIT 1 －6. xlsx　シート名：ワークシート 1 － 6 － 8

●ワークの手順

①3人1組になってカウンセラー役、クライアント役、記録者を決める。

②クライアント役は、「やめられない不健康な行動」をテーマに話す内容を考えておく。

③カウンセラー役は、「やめられない不健康な行動は何ですか？」と問いかけ、クライアント役は、それをテーマに約2分間で話す。

④さらに続けて、カウンセラー役からクライアント役に対して、以下のようにインタビューする。

> ・不健康な行動を止められない背後には、不安、怒り、悲しさ、つらさのどの感情がありますか？
> ・それは、日々の生活の何らかのストレスと関連していると思われます。その感情を生み出しているのは、どんな出来事か浮かびますか？
> ・差し当たりストレスとなる出来事は、自分の力で対応できることと到底どうしようもできないことがあります。今の状況はどちらですか？

⑤具体的で実行可能な目標にする。

⑥クライアント役に、実行する自信度（自己効力感）を確認する。

⑦カウンセリングが終わったら、**ワークシート1-6-8**を用いてクライアント役から感想や意見をフィードバックしてもらう。

⑧役割を交代する。

ポイント&アドバイス

1——ストレス対処を行うためのカウンセリングの留意点

　日常の出来事から生まれたイライラや孤独感、怒りなど強い感情があると、「仕事が忙しいので酒を飲まないと眠れない」「イライラすると食べてしまう」などのように、どうしてもその気持ちを中和するように、何か快感をつくるような食依存行動をとりやすい。健康行動を妨げているストレスの仕組みを理解し、自己分析を促していくようにカウンセリングを行い、ネガティブな感情を生み出すストレスを明確にし、ストレス環境を具体的、現実的に受けとめて対処していく方法を決めていく。

　また、「仕事だから我慢するしかない」「自分を犠牲にしても人からよく思われたい」「勝たなければ意味がない」といった無意識につくられている偏った信念がストレスを生み、不健康な行動を繰り返してしまうことがある。このような悪循環を生んでいるストレス源ともなっている心理を整理するようにカウンセリングを行う。

2——カウンセリング記録表（ストレス対処法）の記入例

　カウンセリング記録表とフィードバックメモの記述例を表1-6-11に示す。

表1−6−11　カウンセリング記録表5：ストレス対処法 【ワークシート1−6−8】

記録内容	技　法
ＣＯ：カウンセラー　　ＣＬ：クライアント	
ＣＯ：やめられない不健康な行動は何ですか？	開いた質問
ＣＬ：夜、寝るまでお酒を飲んでいることでしょうか。毎日焼酎を三合くらいは飲みますね。飲まないと眠れないんです。	（繰り返し省略）
ＣＯ：そこには、どんな気持ちがありますか？	感情の明確化
ＣＬ：緊張感です。	
ＣＯ：それは、日々の生活の何らかのストレスと関連していると思われます。その感情を生み出している出来事として何が思い浮かびますか？	ストレス源の想起
ＣＬ：仕事が山積みで、いくらやっても終わらない毎日なんです。昼間は、来客や会議、電話で自分の仕事はできず、残業で何とか期限に間に合わせて仕事をまわしている感じです。いつも何か漏れはないかと気が気ではありません。振り返る暇もないのです。仕事の納得感や充実感ももてない状況です。まるで、終わりのないドッジボールのようなものです。	
ＣＯ：そのことを思うと、どんな気持ちですか？	気持ちの明確化
ＣＬ：モヤモヤで…、焦燥感で…、イラ立ちで…、でも、一番は怖いですね。いつ大失敗をするかが…。	
ＣＯ：怖い気持ちが緊張をつくっているのですね。仕事のことを誰かに相談できるとどうなりますか？	要約 仮定
ＣＬ：楽だと思います。	
ＣＯ：それをしないのは、どんな気持ちがあるからですか？	気持ちの明確化
ＣＬ：自分の能力が低いと思われたくないのです。	
ＣＯ：能力が低いと思われることも緊張をつくっていますか？	気持ちの例示
ＣＬ：それももちろんありますね。	
ＣＯ：他の社員はどうですか？	状況の明確化
ＣＬ：みんな要領がいいのでしょうね。私よりはちゃんとできていると思います。	
ＣＯ：どのように要領がいいのですか？	状況の明確化
ＣＬ：自分の仕事を優先して電話に出ないとか、来客対応もしないでやっています。本当は、そういう仕事は担当に任せてもいいんですけど。心配で、何にでも口を挟んでしまうんです。それが時間を使っているんですね、きっと。	
ＣＯ：差し当たりストレスとなる出来事は、自分の力で対応できることと、到底どうしようもできないことがあります。今の状況はどちらですか？	ストレスへの効力感
ＣＬ：時間を効率よく使うことは自分がしないといけないことで、担当がきちんとできるかどうかは、本人の問題。そして、私の能力を人がどう見るかは、私が決められない問題ですね。	
ＣＯ：その状況で、とりあえず自分にできることはどんなことでしょう？	目標行動の設定
ＣＬ：❶担当の仕事に口を挟まず、自分の仕事に集中する、❷昼間は、自分の仕事はできないと決めつけないでやる、❸慌てないで一つひとつの仕事を丁寧に片づけ、その都度やった仕事にＯＫを出す、❹困った時は気軽に相談し、ヒントをもらう。	
ＣＯ：それは実行できそうですか？	実行度のチェック
ＣＬ：はい、これを決めただけでもすっきりしました。	自信度の確認

<カウンセラーとクライアントによるフィードバックメモ>

・なんとなく流されてどうしようもないと思う問題が、大きなストレスとなっていることに気づいた。
・そのような問題にも、解決策は本人の中にあることにも感動した。
・手順の流れの中で気づきが深まっていくと、カウンセラーとしても感動がある。
・似たような状況は自分にもあり、カウンセリングの深化とともに自分の気づきにもなった。

【参考文献】
　1）小森まり子・鈴木浄美・橋本佐由理『入門健康カウンセリング』ヘルスカウンセリングセンター　2005年
　2）小森まり子『健康栄養カウンセリングアカデミー研修資料2008』日本ソーシャルスキル協会

UNIT 1-7　行動科学の理論モデルを用いた個人栄養教育・指導

1　行動科学の理論モデルと行動技法

実習・演習の目標

　このUNITでは、面接による個人栄養教育・指導をロールプレイングで実習する。その過程で、健康増進ならびに、生活習慣の改善に用いられる行動科学の理論モデルと行動技法を理解し、対象者が実際に行動を変えるための具体的な方法について説明できる力を習得する。

☑ **事前にチェック！**

□　行動科学の意義と栄養教育・指導に応用する目的について理解しているか。

□　行動療法のプロセスについて理解しているか。

Work 1 - 7 - 1

　個人栄養教育・指導に用いる代表的な行動科学の理論モデルと行動技法について調べよう　　　　　　　　　　　　　　　　　　　　　　　　【推奨時間：30分】

●**用意するもの**（参考資料・ツール）

①個人および個人間レベルの代表的な行動科学の理論モデル

　　ファイル名：UNIT 1 - 7. xlsx　シート名：ワークシート 1 - 7 - 1

②主な行動変容技法の種類と内容

　　ファイル名：UNIT 1 - 7. xlsx　シート名：ワークシート 1 - 7 - 2

③栄養教育・指導論のテキスト

●**ワークの手順**

①ワークシート 1 - 7 - 1 を用いて、栄養教育・指導論のテキストなどを参考にしながら、行動科学の代表的な理論モデルについてまとめておく【宿題】。

②ワークシート 1 - 7 - 2 を用いて、栄養教育・指導論のテキストなどを参考に、個人の行動を変容させるための具体的方法（行動変容技法）についてまとめておく【宿

題】。

③グループ内で司会者と発表者を決めて、まとめた内容を説明する。

ポイント&アドバイス

●──行動科学の代表的な理論モデル

　管理栄養士・栄養士には、食行動を行動科学の観点から解釈し、対象者の現在の行動を変えることによってQOLを高め、より健康な生活を送ることができるように栄養教育・指導を実施することが求められている。

　行動科学の研究には諸説ある。また、健康増進や生活習慣の改善に応用できる行動科学の理論やモデルはいくつかあり、生態学的な観点でいえば、個人レベル、個人間レベル、コミュニティレベルに分類できるが、いずれも対象者の問題点や状態に対応した適切な理論やモデルを活用することが大切である。

2　個人面接による栄養カウンセリング①　―問題行動の明確化―

実習・演習の目標

　対象者の主体性を尊重した個人面接による栄養教育・指導の組み立て方を習得する。主にこのワークでは、ロールプレイングによって、事前に把握した対象者のアセスメント結果と面接で把握した情報から対象者の問題や行動を変える気持ちの程度を把握し、行動のアセスメント（行動分析）を行う方法を習得する。

☑ 事前にチェック！

　□　対象者のアセスメント結果から問題点を把握することができるか。

　□　行動のアセスメント、行動分析を理解しているか。

　□　個人面接による栄養相談の一般的な流れを理解しているか。

　□　教育実施者と対象者との間によい人間関係が得られるようなカウンセリング技法が身についているか。

　□　対象者のアセスメントおよび個人面接から、行動変容段階モデルにおける対象者のステージを明確にすることができるか。

初回面接のロールプレイングを開始し、指導者（管理栄養士・栄養士）として
必要な情報を聴き取り、対象者が困っていること（主訴）を明らかにしよう

【推奨時間：20分】

●**用意するもの**（参考資料・ツール）

①面接に入る前に必要な対象者の情報やデータ（UNIT 1－1～1－3で実施した身体計測、臨床検査（生理・生化学検査）臨床診査の結果、生活時間調査や食事調査の結果、食意識・食態度・食行動・食習慣アンケート調査の結果を使用してロールプレイングを行ってもよい）

②食生活の自己管理に対する自己効力感尺度

　　ファイル名：UNIT 1－7.xlsx　シート名：ワークシート 1－7－3

③対象者のアセスメントのまとめ

　　ファイル名：UNIT 1－7.xlsx　シート名：ワークシート 1－7－4

④初回面接の組み立て

　　ファイル名：UNIT 1－7.xlsx　シート名：ワークシート 1－7－5

⑤栄養教育・指導論で使用したテキスト

⑥指導者役の記録用紙（自由形式）

⑦指導者役の自己評価

　　ファイル名：UNIT 1－7.xlsx　シート名：ワークシート 1－7－6

⑧対象者役からの面接の評価

　　ファイル名：UNIT 1－7.xlsx　シート名：ワークシート 1－7－7

●**ワークの手順**

①3人1組になる。

②指導者役、対象者（相談者）役、および観察者になる順番を決める。

③グループで話し合って、テキストなどを参考にしながら初回面接の組み立てと要点を確認し合う。

④対象者役になる時の自分の悩みを考えておく。この時、UNIT 1－1～1－3の結果を用いた自分自身の悩みのほか、他の人の事例などをモデルにして考え出してもよい。なお、UNIT 1－1～1－3の結果を用いた場合には、**ワークシート1－7－3**を用いて、最近1週間の実際の食生活における自己管理の状態を評価しておき、教育前後で自己効力感を評価するとよい。

⑤**ワークシート1－7－4**を用いて、対象者のアセスメントの結果をまとめる。

　❶自分が指導者役として面接に入る前に必要な対象者役の情報やデータから問題点

　を把握してメモしておく。④の対象者の悩みの設定に応じてUNIT 1 - 1 ～ 1 -
　3で行ったアセスメント結果をそのまま用いてもよい。

❷④で整理した対象者の情報やデータを補うために必要なアセスメント項目を挙げ
　ておき、初回面接時に質問できるように準備する。

❸面接で使用する教材・媒体のリストを挙げて、それらを準備する。

⑥面接で使用するレジュメなどの資料を準備する。

⑦ワークシート 1 - 7 - 5 を用いて、ロールプレイングによる初回面接30分の組み立
　てを決める。

⑧面接場所の環境を整えて、面接を開始する。観察者は面接時間（10分間）を計る。
　指導者役が聴き取った内容は、面接後にまとめることができるように印象的な言葉
　などをメモに残しておく。

⑨時間内に、対象者のニーズ、行動を変えようとする気持ちの程度、問題となってい
　る行動のアセスメントができるように会話を進めて、一度終了する（続きはWork
　1 - 7 - 3 （p. 121）で行う）。

⑩役割を交代して、3人がすべての役割を演じる。

⑪3回分のロールプレイングが終了したら、その回ごとの観察者が面接を分析し、そ
　れをもとにグループで意見交換を行う。また、この段階までに評価可能な項目につ
　いて、指導者役は、ワークシート 1 - 7 - 6 を用いて自己評価を行い、対象者役は、
　ワークシート 1 - 7 - 7 を用いて面接の評価を行う。

⑫指導者役が聴き取った面接中のメモを整理して記録しておく。

ポイント&アドバイス

1──面接にあたっての資料等の作成の留意点

　食事調査結果や具体的な調理法（料理レシピ）、セルフモニタリングの記録用紙な
どの資料や教材・媒体については、対象者の知識、理解度などに合わせて要点を的確
にまとめた理解しやすい内容と構成を考える。また、表やグラフの配置を考えてビジュ
アル的な資料を作成し、簡潔にまとめ、できるだけ枚数を少なくする。

　食事調査結果は、食生活上の問題点に対象者自身が気づくことができるようなコメ
ントを含めて1枚程度の資料として作成する。料理レシピを作成する際も、対象者が
問題としている食事内容をテーマとして、材料、作り方、それらのポイントなどを1
枚にまとめ、写真も配置して使用しやすく、見やすい内容にする。

　セルフモニタリングを行う場合の記録用紙の様式は、対象者が負担にならないよう
に簡単に記録でき、長く続けることが可能な様式にする。いくつか具体的な記録様式
と記入例を用意しておくと、対象者が自分に合った様式を選ぶこともできる。記録す

る内容は、体重や体脂肪の測定記録、歩数計による歩数記録、朝食・昼食・夕食の欠食状況記録、健康状態の記録（便秘の有無など）、間食の摂取状況記録などの行動目標が対象となる。記録については、対象者とともに目標行動を決めたあとの面接全体をまとめる段階で行うと、記録の必要性を対象者が認識しやすい。なお、資料や教材・媒体は、既存のものが対象者に活用できれば、新たに作成しなくてもよい。

2──対象者との信頼関係の構築と面接による情報収集

　最初に指導者役は、挨拶、対象者役の名前の確認、自己紹介、面接の目的の説明を行ってから本題に入る。また、事前に、健康診査、食事調査、問診票の記入などを行うことによって対象者の問題を予測しやすく、短い時間の中で効率よく面接を進めることができる。しかし、事前の情報だけではわかっていない内容もあるので、面接による話し合いの中でそれらを確認しながら、対象者がどのような目的で何を問題としているのか、また、その問題がどのように起こるのかを明確にしていく。それが明確になったあとに、行動変容を促し、支援するためにどのような技法を活用していくかを面接の中で判断していくことになる。その際、管理栄養士・栄養士は、開かれた質問を用いて必要な情報を収集し、対象者の訴えに対してはカウンセリング技法を使って十分に聴くことで、安心感と信頼感が得られるように留意する。

3──対象者の準備性の把握

　栄養教育を行う時の行動科学的な問題点の捉え方の1つとして「対象者が問題となっている行動を変えようとする気持ちがどこまであるのか（準備性）を把握すること」が重視されており、行動変容段階モデルが参考になる（表1－7－1）。質問票や面接などによって対象者がどのステージにあるかを見定め、それに合わせた教育・指導目標を決めて、働きかけ（教育的アプローチ）を行っていく。

4──対象者の自己効力感（セルフエフィカシー）の把握

　栄養教育・指導によって行動変容を支援していく際には、準備性のほかに、目標とする行動に対する自信（自己効力感（セルフエフィカシー））も考慮して進める必要がある（p.124参照）。また、経過評価の際には、目標達成に向けての自己効力感の高まりを教育前後で比較できるよう、対象者の評価票を教育前後の2枚分準備しておくとよい。UNIT1－1～1－3の結果を用いて自分自身が対象者となってこのワークを進める場合には、ワークシート1－7－3の自己効力感尺度を用いて事前評価を行っておくと、1か月後、6か月後あるいは1年後の事後評価と比較して、計画した方法によってどの程度達成できているかをセルフチェックすることができる。

　ワークシート1－7－3は、最近1週間の食生活の自己管理の状態を評価するもので、選択肢の評価点数を「まったく自信がない」1点、「やや自信がない」2点、「ど

表 1−7−1　行動変容段階モデルのステージ分類

ステージ分類	状　態
無関心期 （前熟考期）	6 か月以内に行動を変えようと思っていない。
関心期 （熟考期）	6 か月以内に行動を変えようと思っているが、1 か月以内に変えようとは思ってはいない。
準備期	今後 1 か月以内に行動を変えようと思っている。
実行期	行動を変えて 6 か月以内である。
維持期	行動を変えて 6 か月以上が経過している。

ちらともいえない」3 点、「かなり自信がある」4 点、「非常に自信がある」5 点として合計を算出する。そのうち食生活の自己管理について「まったく自信がない」事項を各自の課題とし、「非常に自信がある」のレベルを最終目標としてフィードバックの時期と段階的な改善方法を計画し、フィードバックの時期になったら自己評価を行う。また、各自の評価点の変化だけではなく、グループやクラス単位で平均点を算出すれば、全体としての自己効力感の程度を把握できる。なお、教員がクラス全体の結果を分析することで次年度の授業計画にもフィードバックすることができる。

3　個人面接による栄養カウンセリング②　―行動変容を促す働きかけ―

実習・演習の目標

　ロールプレイングによって、対象者の行動変容の準備性に合わせた働きかけ（教育的アプローチ）や自己効力感（セルフエフィカシー）を高めるための働きかけを行って個人面接による栄養教育・指導を進めるスキルを習得する。

☑ **事前にチェック！**

□　行動科学の理論モデルと代表的な行動変容技法を理解しているか。

□　行動変容段階モデルと各ステージに合った働きかけの方法を理解しているか。

□　自己効力感の理論について理解しているか。

Work 1-7-3

　Work 1−7−2 の流れを受けて初回面接のロールプレイングを再開し、対象者と話し合って目標行動を決めるなど具体的な方略を決めて、面接全体をまとめよう　　　　　　　　　　　　　　　　　　　　　　　　　　　　【推奨時間：90分】

●**用意するもの**（参考資料・ツール）

①主な行動変容技法の種類と内容（Work 1－7－1に同じ）

②対象者の行動変容のステージに合った効果的な働きかけ

　　ファイル名：UNIT 1－7．xlsx　　シート名：ワークシート 1－7－8

③自己効力感を高めるための方略

　　ファイル名：UNIT 1－7．xlsx　　シート名：ワークシート 1－7－9

④自己効力感に関する文献

⑤Work 1－7－2のロールプレイングで使用したもの

●**ワークの手順**

①**ワークシート 1－7－2**（主な行動変容技法の種類と内容）を用いて、対象者の行動変容を促していくために用いる働きかけの方法を具体的に検討する。

②Work 1－7－2で、面接した対象者役の行動変容への心理的な準備の段階を把握したが、準備性は変化することを想定して、**ワークシート 1－7－8**の①〜⑩について、段階ごとに応じた効果的な働きかけの方法を検討し、記入する（表1－7－2（p.124）のダイエットの例を参照）。

③**ワークシート 1－7－9**を用いて、自己効力感に影響する4つの情報源に基づいて、対象者の自己効力感を高めるための働きかけにはどのような方略が効果的であるかについてまとめる（表1－7－2の例を参照）。

④上記①〜③で選択した働きかけの方法を提案するため、対象者役の理解度や行動変容に対する準備性に合わせた具体的な話し合いの進め方を検討する。また、対象者役になった時に行動変容に向けての具体的な話し合いができるよう準備しておく。

⑤面接を再開する。Work 1－7－2と同様に、観察者は面接時間（10分間）を計り、指導者役が聴き取った内容は、観察者が記録しておく。

⑥時間内に、実行可能な目標の設定など、行動変容に向けた具体的な対策について話し合い、対象者役の同意を得ることができたら、面接のまとめに入って全体の振り返りなどを行い、初回面接を締めくくる。

⑦役割を交代して、3人がすべての役割を演じる。

⑧3回分のロールプレイングが終了したら、その回ごとの観察者が面接を分析し、それをもとにグループで意見交換を行う。また、Work 1－7－2に続けて、指導者役は、**ワークシート 1－7－6**を用いて自己評価を行い、対象者役は、**ワークシート 1－7－7**を用いて面接の評価を行う。また、UNIT 1－1〜1－3の結果を用いた場合には、**ワークシート 1－7－3**を用いて自己効力感を評価するとよい。

⑨指導者役が聴き取った面接中のメモを整理して記録しておく。

◯ ポイント&アドバイス

1──目標となる行動を設定する

　対象者の問題が明らかになったら、対象者とともに生活習慣を改善する目標行動を決める。目標行動は、効果が大きいかどうかだけではなく、対象者が実行しやすいかどうかという点を考慮する。仮に効果が少なくても、実行しやすい目標行動から取り組んで自信をつけ、少しずつ、より効果のある目標に取り組むことが大切である。

　目標は、対象者が自分で決めること、項目数は多くても5〜6項目にすること、数値などを示し、具体的に表すことなどが大切である。行動を変えるための対象者の心理的な準備の段階に応じて、目標行動を選択できるように準備しておくとよい。

2──行動変容段階モデルの変容の過程

　行動変容段階モデルでは、対象者の行動変容への心理的な準備の段階によって働きかけの方法が分けられている。これらの変容の過程をうまく活用して対象者の行動変容を促していく。図1－7－1に、変容の段階と変容の過程の関係を示す。また、表1－7－2には、変容の過程の内容、および「肥満症の対象者への働きかけ」の具体的方法の例を示す。

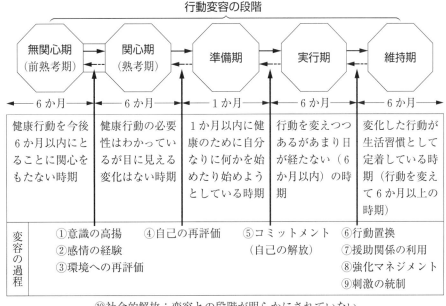

図1－7－1　行動変容段階の5つのモデルの応用

表1-7-2　行動変容の変化の過程における効果的な働きかけの内容と具体的方法の例
【ワークシート1-7-8】

変化の過程	内　容	具体的方法
①意識の高揚 (consciousness raising)	行動を変容させるために、新しい情報を集めたり、それを理解しようと努力したりすること	自分が肥満であることを知り、肥満が健康にどのような影響があるかを理解させる
②感情的体験 (dramatic relief)	行動を変容すること（あるいはしなかったこと）で、感じる気持ちを体験する	やせた時の気持ちと、肥満のままの気持ちを考えさせる
③環境への再評価 (environmental reevaluation)	行動変容することによって、自分の周囲へ及ぼす影響について考えること	自分がダイエットすると、家族や友人にもよい影響があるのではないかと考えさせる
④自己の再評価 (self-reevaluation)	不健康行動を続けること、あるいは健康行動をとることで、自分にとってどんな影響があるか考えること	ダイエットすることによるメリットとデメリットを挙げさせ、メリットを高める話し合いをする
⑤自己の解放 (self-liberation)	行動変容できるという信念、行動変容をしようと決めること	ダイエット宣言書を書かせたり、目標達成した時のごほうびを考えさせたりし、ダイエットを実行しようと決断させる
⑥行動置換 (counterconditioning)	問題の行動に代わる行動を学習すること	「お菓子の代わりに果物を食べる」など、具体的な方法を提案する
⑦援助関係の利用 (helping relationships)	行動変容に役立つソーシャルサポート（社会的支援）を活用すること	会社の同僚にお酒を控えていることを話し、協力を得るようにすすめる
⑧強化のマネジメント (contingency management)	行動を変容させたり、維持させたりするための強化（たとえば、ごほうびや罰）を行うこと	目標体重になったら旅行をするなど、ごほうびを最初に設定しておく
⑨刺激の統制 (stimulus control)	行動を変容させたり維持させたりすることを思い出させるものを、目のつくところに置くこと	最初に食べる量を皿に盛る、体重記録表を冷蔵庫に貼るなど、具体的な方法を提案する
⑩社会的解放 (social liberation)	自分の周りの環境が、健康的な生活のために変化していることに気づくこと	周りの環境でダイエットに役立つことがあるか、考えさせる

資料：中山玲子・宮崎由子編『新食品・栄養科学シリーズ栄養教育論第3版』化学同人　2010年

3──自己効力感を高める方略

　自己効力感（セルフエフィカシー）は、行動変容段階モデルの各ステージに特異的な影響を及ぼす要因の1つとして考えられており、無関心期（前熟考期）では低く、ステージが進むにつれて高くなるとされている。バンデューラ（Bandura, A.）によれば、セルフエフィカシーに影響する情報源には4つあるとされている。表1-7-3は、身体活動・運動の増進を例にしたセルフエフィカシーを高める情報と下げる情報、強化するための方略である。

表 1 − 7 − 3　身体活動・運動の増進に関わるセルフエフィカシーを高めるための情報と方略

セルフエフィカシーの4つの情報源	セルフエフィカシーを高める情報	セルフエフィカシーを下げる情報	セルフエフィカシーを強化するための方略
成功経験	・自分で行動し、達成できたという成功体験の蓄積 散歩、会社や駅の階段の上り下りなど、身近で小さな成功体験を積み重ねる ↓ 「これならできる」	・失敗体験の蓄積 ・学習性無力感 普段、ほとんど運動を行っていない人が、やる気になって毎日1時間のジョギングを行う計画を立てる （筋肉痛や怪我の原因） ↓ 「やはり自分にはできない」	・目標設定 一度に高い目標を設定するのではなく、段階をおって達成することができる無理のない目標を、運動実施者自身に立てさせる ↓ 運動を指導する側の人は実施者に達成感をもってもらえるように支援する
代理的経験	・自分と似た状況、同じ目標をもっている人の成功体験、問題解決方法の学習 「あの人にできる運動なら、私にだってできるだろう」 「このやり方なら、私にもできるかもしれない」	・条件が整っている人が運動しているのを見たり、聞いたりすること 過去にオリンピックに出場した選手が、現在運動を定期的に行っていることを知っても意味がない ↓ 「あの人だからできるのであって、私には条件が整っていないからできない」	・モデリング 身のまわりで行動変容に成功している人を探し、意識的にその人の行動に注意を払うよう促す VTRやパンフレット、パソコンなどのメディアを通じて、同じような状況、境遇の人が楽しそうに運動をしている姿を見せる
言語的説得	・指導者、自分と同じような属性をもっている人による正確な評価、激励、賞賛 専門家が、少しでも進歩・改善（行動変容）した点について積極的にほめる ・自己評価 自己の努力に対する正確な判断と積極的評価 「こんなこともできた」	・一方的叱責 できた（できている）ことを認めず、できなかった（できていない）ことに対して非難する ・無視・無関心 実施者の言うことを聞いたり、見たりせず、指導する側の理論や経験のみに基づいて指導する	・グループ学習 仲間同士で運動を行わせ、互いに運動を教えあったり、激励、賞賛するよう指導する ・自己強化 実施者が、自分で自分を積極的に激励し、賞賛するよう促す（目標を達成したら、自分自身に報酬を与えるようにする）
生理的・情動的状態	・できないという精神的な思い込みからの解放 自分が立てた目標が達成できずに、どうせ自分にはできないんだと思い込んでしまう ↓ 「私が悪いのではなく、私が立てた目標が悪かった」	・課題遂行時の生理的な反応の自覚 （疲労、不安、痛み） 心拍数の増加、筋感覚の異常、多汗など ↓ 気分がすぐれない、楽しくない	・セルフモニタリング 自己の気づきを高めるために、運動の実施記録を徐々につけさせる ・認知再構成法 視点（思い込み）を変えさせる

資料：坂野雄二・前田基成編『セルフ・エフィカシーの臨床心理学』北大路書房　2002年　p.231を一部改変

●オプション1−7−1

　カウンセリング技法と行動変容技法を取り入れた、カウンセリングシナリオを作成して発表しよう　　　　　　　　　　　　　　　　【推奨時間：90分】

●用意するもの（ツール）
○カウンセリングシナリオ作成用紙
　ファイル名：UNIT 1 −7. xlsx　シート名：ワークシート1−7−10

●ワークの手順
①3人1組になる。

②対象者の悩みを設定し、**ワークシート1−7−10**を用いて、指導者と対象者の応答を10分間のシナリオにする。Work 1−7−2と1−7−3で行った初回面接後の2回目以降の面接などとして場面設定してもよい。

③指導者役、対象者役、観察者を決める。指導者役と対象者役はロールプレイングのリハーサルを行う。観察者は、面接の場面設定を説明できるようにしておく。リハーサルをグループ内で評価して問題点があれば修正していく。

④全体発表会の準備をする。時間内で進められるように発表するグループの数、発表時間、発表の順番、司会者、タイムキーパー、記録者を決める。評価票を用意し、各グループが発表する前に評価内容について全員が理解しておく。

⑤発表を行う。司会者は、時間内に終了できるようにうまく進行する。

⑥発表内容について自己評価、他者評価を行う。

⑦発表したグループは、全体評価を受けてシナリオを見直す。

【ワークシートの参考文献】
- ワークシート1−7−1
　国立保健医療科学院疫学部『一目でわかるヘルスプロモーション：理論と実践ガイドブック』2008年　p.35
- ワークシート1−7−3
　吉本優子・武藤志真子・前迫孝憲「食生活の自己管理に対する自己効力感尺度の開発に関する研究」『Health Sciences』Vol.19 No.2 pp.99-111（2003）
- ワークシート1−7−6
　足達淑子編『ライフスタイル療法―生活習慣改善のための行動療法―〔第2版〕』医歯薬出版2003年　p.20
- ワークシート1−7−7
　同上書　p.21

UNIT 1-8　学習形態と教材・媒体の選定

1　話し方の技術　―3分間スピーチ―

実習・演習の目標

　指導者となる管理栄養士・栄養士は、指導対象者に自分のもっている考えや知識、技術を正しく伝えるために、プレゼンテーション能力が求められる。そこで、コミュニケーションスキルを向上させ、限られた時間の中で自分の考えを対象者にわかりやすく伝える方法を習得する。

☑ **事前にチェック！**

- ☐　KJ法について理解しているか。
- ☐　話し方の留意点を理解しているか。
- ☐　文章の書き方の留意点を理解しているか。

Work 1-8-1

3分間スピーチを行ってみよう　　　　　　　　　【推奨時間：120分】

●**用意するもの**（ツール）

①KJ法のための準備物

　筆記道具（ボールペン・ペン）、付箋（ラベル）、紙（A3サイズ）

②3分間スピーチ計画表

　ファイル名：UNIT1－8.xlsx　シート名：ワークシート1－8－1

③3分間スピーチ評価表（自己評価、他者評価（クラスメイトからの評価））

　ファイル名：UNIT1－8.xlsx　シート名：ワークシート1－8－2

④ストップウォッチ（時計）

●ワークの手順

①話すテーマを決める。

テーマは自分で決めてもよいが、あらかじめクラス全体で用意されたテーマ（自己紹介、私の食生活、健康面で注意していることなど）から選択する方法でもよい。

②KJ法を利用してスピーチ概要を作成する。

KJ法は「カードの作成」→「グループ編成（カード広げ、カード集め、表札づくり）」→「図解化」→「叙述化（文章化）」の流れで実施していく。

❶カードの作成

話すテーマについて、スピーチ内容を付箋（ラベル）1枚につきキーワードを書く（3分間）。

❷グループ編成

・紙上（A3サイズ）に書いた付箋を広げる（カード広げ）。

・内容が似たもの同士で付箋（ラベル）を集め、グループ化する（カード集め）。

・グループ化したら、囲み線を引き、表札（タイトル）をつける（表札づくり）。

❸グループ化した付箋（ラベル）を広げて、矢印や記号を使って相関性を図解化する（図解化）。

❹図解化した付箋（ラベル）を参考に文章化する（文章化）。

③3分間スピーチ計画表（ワークシート1−8−1）を作成する。

④ワークシート1−8−1の流れに沿って、3分間スピーチの原稿を作成する。

⑤3分間スピーチを行う。スピーチ後、ワークシート1−8−2を用いて、聴き手であるクラスメイトは他者評価を、発表者は自己評価を行う。

⑥意見を交換し合う。

⑦自己評価と他者評価、意見交換を受けて、スピーチ原稿を見直す。また、自分の話す癖や話し方を客観的に振り返る。

ポイント&アドバイス

1──KJ法について

KJ法は、考案者の川喜多二郎（Kawakita Jiro）のイニシャルにより名付けられた、自由発想法の1つである。通常は、個人よりもグループワークにおいて利用されることが多い。提案されたテーマについて、グループ構成メンバーが、ブレインストーミングにより、自由にアイディアを出してもらい、まとめていくといった用途に利用されることが多い。グループ内で構成メンバーがブレインストーミングする際には、構成メンバーが出したアイディアを批判しない、自由に発言する雰囲気づくり、質よりも量を重視し、なるべくたくさんのアイディアを出すこと、出されたアイディアを尊

重し、チームとしてアイディアをつくっていく姿勢が重要である。

2──スピーチの原稿作成の留意点

スピーチの原稿を作成する際には、以下の点に留意する。

①3分間に話せるおおよその文字数は、個人差はあるが、おおむね900字から1,000字といわれている（1分間で約300字から400字）。日頃から自分の話すスピードを意識しておくとよい。また、速い場合は、意識してゆっくり話すように原稿の文字数を設定する。

②対象集団の特性に合わせた内容に留意し、聞き手にとってわかりやすく、楽しい内容を心がける。

③6W2H（"When" "Where" "Who" "Whom" "What" "Why" "How　to" "How much"）に基づいて構成された内容であるかを確認する。

④話し言葉であり、かつ起承転結が意識された内容になっているかを意識する。

3──スピーチを行う際の留意点

スピーチを行う際には、以下の点に留意する。

①大勢の人（クラスメイト）が注目していることを忘れずに、話す目線や手の位置、服装などに注意する。

②対象者の表情や態度を常に意識し、反応を感じながら話す。

③原稿は参考程度にし、本番の時は見ないことが望ましい。聞き手の気持ちになり、棒読みにならないように心がける。

④声は、全員に聞こえる大きさではっきり話す。また、ゆっくり話したほうがよい。

⑤大げさにならない程度の身ぶり、手ぶりを適宜加える。

⑥対象者がリラックスして参加できる環境や雰囲気づくりを心がける。

⑦専門用語は、対象者の年齢や知識に応じて用いる。

4──集団教育・指導における話し方について

話し手は、言葉づかい、身なりや服装、立ち振る舞いまで細かく注目されていることを忘れてはならない。また、話し手ではあるが、対象者からの意見を温かく受け取り、内容をまとめ返すというコーディネート能力も求められる。さらに、対象者がリラックスして参加できる環境や雰囲気をつくりながらも、教育目標を忘れずに筋道を立てて話す力も問われる。

専門用語は、対象者の年齢や知識に応じて用い、状況によってはやさしくわかりやすい言葉に置き換えて話すように留意する。

2 | 討議法 ―6-6式討議法―

実習・演習の目標

特定集団（共通の問題点やニーズをもっている人々）と不特定集団を対象とした栄養教育・指導を企画・実施して、栄養教育・指導の方法と技術を習得する。

☑ **事前にチェック！**

☐ 学習形態の種類と方法を理解しているか。

☐ 6-6式討議法、バズセッションの方法を理解しているか。

Work 1-8-2

6-6式討議法を行ってみよう　　　　　　　　　【推奨時間：90分】

● **用意するもの**（参考資料・ツール）

①6-6式討議法、バズセッションの評価表（自己評価）

　ファイル名：UNIT 1-8.xlsx　シート名：ワークシート1-8-3

②栄養教育・指導論のテキスト（討議形式について説明されたもの）

③ストップウォッチ（時計）

④ホワイトボード、黒板

● **ワークの手順**

①6人ずつのグループをつくる。グループで話し合ってテーマを1〜2題決める。あらかじめクラス全体で用意されたテーマ（朝食の重要性、行動変容の重要性、食環境整備の重要性など）から選択する方法でもよい。グループごとの討議の司会者（リーダー）と書記（記録係）を1人ずつ決め、さらに、クラス全体の司会者と書記を1人ずつ決める。

②グループごとに机や椅子を配置し、ホワイトボードなどを準備して、会場を設営する。

③グループの司会者の指示で、テーマに関する意見を1人あたり1分ずつ発言し、6分間で討議する。

④各グループによる討議のあと、クラス全体の司会者は、グループの司会者に自分のグループの意見を発表させる。また、クラス全体の書記は、各グループの発表をホワイトボードに記録する。そして、各グループの発表が終わったら、クラス全体の司会者がまとめる。

⑤評価表（**ワークシート１－８－３**）を用いて各自で評価を行う。

⑥評価表をもとに、全員で意見を交換する。

ポイント&アドバイス

●──6－6式討議法

　6－6式討議法は、できるだけ多くの人の発言や反応を引き出すために、6人という小グループの集まりで、6分間で話し合う。進めるにあたっては、共通のテーマを設定し、代表者がグループでまとまった意見を発表し合い、全体の討議にかけることによって、短時間で1人ひとりから意見を引き出し、全員が討議に参加することができる。

　話し合いに慣れていない段階やお互いを知り合うような段階で取り入れると効果的な方法で、協力しようという気持ちを高めることも期待できる。そのためには、討議しやすい環境づくりが大切である。

●オプション１－８－１●

バズセッションによって討議してみよう　　　【推奨時間：90分】

注：Work１－8－2の6－6式討議法の替わりに行ってもよい。

●用意するもの（参考資料・ツール）

○Work１－8－2に同じ

●ワークの手順

①6～10人ずつのグループをつくる。Work１－8－2同様、討議の準備を行う。

②グループごとに、テーマについて10分ほど自由に討議する。

③グループの司会者（リーダー）は、テーマについての見解をまとめ、クラス全体に発表する。

④全体発表の後、評価表（**ワークシート１－８－３**）を用いて各自で評価を行い、提出する。

実習・演習の目標

　栄養教育・指導の目標は、対象者の行動変容を支援することである。対象者がやる気を起こすように、効果的で適切な教材・媒体の作成方法を習得する。

☑ 事前にチェック！

- □　教材・媒体の定義を理解しているか。
- □　教材・媒体を栄養教育・指導に活用する利点を理解しているか。
- □　教材・媒体の種類と特徴を理解しているか。
- □　教材・媒体を作成する時の留意点を理解しているか。
- □　教材・媒体を選択する際に、どのような要素を基準に選ぶのかを理解しているか。

Work 1-8-3

UNIT 1－5で立案した栄養教育計画に基づき、教材・媒体を作成しよう

【推奨時間：90分× 2 】

●用意するもの（ツール）

①指導案（Work 1－5－2で作成したもの）

②教材・媒体作成のための指導案

　　ファイル名：UNIT 1－8.xlsx　シート名：ワークシート 1－8－4

③教材・媒体に対する評価

　　ファイル名：UNIT 1－8.xlsx　シート名：ワークシート 1－8－5

●ワークの手順

①Work 1－5－2で作成した指導案に基づき、教材・媒体の指導案（**ワークシート 1－8－4**）を作成する。

②教材・媒体を作成する。

③作成した指導案をクラスメイトに配布し、教材・媒体のプレゼンテーションを行う。

④**ワークシート 1－8－5**を用いて、自己評価と他者評価（クラスメイトからの評価）を行う。

ポイント&アドバイス

1──教材・媒体を作成する際の留意点

　以下に媒体の種類と特徴（表1－8－1）、および、媒体例としてフードモデルと目標設定用紙およびセルフモニタリング表の作成例2点（図1－8－1、1－8－2）を挙げる。なお、p.156には幼児を対象とした媒体例、p.181には高齢者を対象とした調理実習の例（生きた媒体）を挙げているので、そちらも参考のこと。

　教材・媒体を作成する際には、以下の点に留意する。

①指導案の教育目標に沿った内容にする。

表1－8－1　栄養教育の媒体の種類と特徴

分類	種類	特徴【使用例】
視覚教材	ポスター・パネル（掛け図）壁新聞・ステッカー	街頭や人が集まる場所に掲示することで多くの人に情報を伝えることができる。【講義・講演・デモンストレーション】
	パンフレットリーフレット	手元で自分のペースで何度も読み返せ、保管にも軽便である。【保健所や病院の指導】
	食品模型（フードモデル）標本・実物・写真（デジタル画像を含む）	食品の目安量や組み合わせ、食品群の分類に適する。【栄養相談・講義・デモンストレーション】
	統計図表（グラフ）	数量がわかりやすく、視覚的に捉えられる。【講義・講演・栄養相談】
	Power Point・スライド	内容を一同でみられる。Power Pointはある程度の演出が可能であり、編集も簡単である。【学校教育・講義・講演】
	実習デモンストレーション	動的工程や、温度・味が実感でき、料理の指導に好適である。【調理操作を中心として指導したい場合】
	紙芝居・人形劇パネルシアターフランネルグラフ	幼児や学童が対象の場合に好適である。【学校教育・学芸会・文化祭】
	黒板・ホワイトボード	その場で書き表したり、マグネットのついているものは掲示できる。【講義・講演】
聴覚教材	ラジオ・放送テープレコーダ	集団教育や大衆教育に好適である。【学校教育・キャンペーン】
投影教材	テレビ・ビデオ（VTR）映画	集団教育や大衆教育に好適で、動的な映像を保管できる。【学校教育・保健センターの集団指導・討論集会】
デジタル（電子）教材	アプリ・ウェブサイトタブレット端末・携帯端末	双方向性があるので、他者と意見交換することができ、学びの深化が可能になる。また、学習者の学びの意欲を喚起できる。映像や音声があるため紙媒体では伝達できないリアルな情報を伝えることができる。また、教科書の学習内容について補足説明用の補助媒体として活用できる。再現性があるため、復習ができ、知識の定着化を図ることができる。【ICT*[1]活用の栄養管理（栄養診断）アプリ（ウェブサイト、タブレット端末、携帯端末）、AI*[2]活用の栄養管理（栄養診断）、eラーニング、遠隔教育（学習、授業）】

＊1：ICT（情報通信技術：Information and Commmunication Technology）
＊2：AI（人工知能：Artificial Intelligence）
資料：堀田千津子・平光美津子編『三訂　栄養教育演習・実習』みらい　2006年　p.144を一部改変

②対象者の理解力や知識などを勘案し、対象者のやる気や興味などを喚起するように構成する。

③文章は簡潔に表現するように心がける。

④視覚的に訴えるには、適切なタイトル名、文字の書体や色づかい、図、表、イラストなどを活用する。

⑤書籍やウェブサイトから図、表、イラストを引用する際には、教材・媒体に明記し、内容をそのままコピーしないこと。

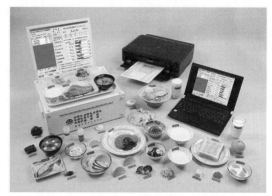

図1−8−1　フードモデル（食育SATシステム）

注：食育SATシステムはICタグをフードモデルに内蔵し、選んだ食事内容を瞬時にわかりやすく理解できる。
資料提供：いわさきグループ

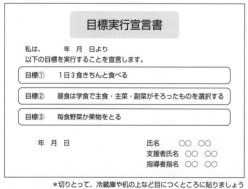

図1−8−2　目標設定用紙およびセルフモニタリング表の作成例

資料：赤松利恵編『行動変容を成功させるプロになる栄養教育スキルアップブック』化学同人　2009年　p.28、30を参考に作成

2──調理実習およびレシピ

　調理実習では、対象者と目的（例：足りない栄養素の補給等）に合わせた調理を行い、実際に料理することを栄養教育の生きた媒体とする。料理は栄養教育の具体的な媒体であり、理解を深める。また、調理実習に伴う試食は、場を和ませ、対象者の気分を高揚させることで、行動意欲を増す効果がある。

　試食した料理のレシピを記載した媒体（オリジナルリーフレットやパンフレットなど）は、その栄養教育を持続させ、家族や周囲の食育にも寄与することが期待できる。

【参考文献】
　1）川喜多二郎「発想法　創造性開発のために　改版」中公新書　2019年　pp.67-118

第2部

ライフステージ・ライフスタイル別の
栄養教育・指導実習

・・・・・・・・・・・・・・・・・・・・・・・・・・・・・・・・・・・・

　第2部では、第1部で学んだ一連の栄養教育・指導の流れや技法を生かして、それぞれの対象者（ライフステージ・ライフスタイル別）に合った栄養教育・指導を実習する。

　対象者が異なれば、その栄養教育・指導の中で注意すべき点・細かな方法（参考にすべき資料・視点）なども異なる。それぞれの対象者の特徴や、栄養・健康管理上の問題点等を把握するため、情報収集は丁寧に行い、問題点改善のための栄養教育・指導へとつなげていく。また、その教育・指導も、対象者の特性をよく理解し、より理解を促すような方法・媒体等を検討する必要がある。

　ここでは、各対象者別に、対象者例および指導案例、また、第2部末には「更年期該当者」を対象とした栄養教育カリキュラムおよび指導例（p.195）を示したが、あくまで参考程度とし、独自の栄養教育・指導を考案し、実施できるようになることが望ましい。

　なお、現状・問題点把握などに使用する資料については、第2部末に参考資料としてまとめて掲載している。

UNIT 2-1 妊娠期・授乳期の栄養教育・指導

1 妊娠期の栄養教育・指導

実習・演習の目標

　妊娠期の特徴を生理面・精神面から理解し、健康および体重管理の重要性の理解を促し、実践に結び付ける栄養教育・指導を行う力を習得する。

☑ **事前にチェック！**

☐ 妊娠期の初期・中期・後期の健康・栄養について理解しているか。

☐ ライフステージ別にみた妊産婦の特徴について理解しているか。

☐ 胎児の発育と体重管理について理解しているか。

☐ 妊娠悪阻をはじめ、妊娠期特有の疾病や健康状態について理解しているか。

☐ 各参考資料について理解しているか（「用意するもの」参照。母子保健法、地域保健法等の法令制度を含む）。

Work 2-1-1

　地域の妊産婦家庭に向けた母親・両親学級の開催を想定し、体重管理を基本とした食生活のあり方について栄養教育・指導の計画を立ててみよう

【推奨時間：90分 × 4】

●**用意するもの**（参考資料・ツール）

①日本人の食事摂取基準（2020年版）

②妊産婦のための食事バランスガイド

③授乳・離乳の支援ガイド（2019年改定版）

④政策と関連法規

　健やか親子21（第2次）・母子保健法・地域保健法

⑤「食事バランスガイド」で実践　毎日の食生活チェックブック

⑥対象者の実態把握一覧表

　　ファイル名：UNIT２－１.xlsx　シート名：ワークシート２－１－１

⑦栄養指導の評価

　　ファイル名：UNIT２－１.xlsx　シート名：ワークシート２－１－２

⑧妊産婦のための食事バランスガイドによる評価（妊娠期）

　　ファイル名：UNIT２－１.xlsx　シート名：ワークシート２－１－３

⑨UNIT１－４および１－５の一連のワークシート（集団指導）

●ワークの手順

①クラスの中で、妊娠期の初期・中期・後期の担当グループを分担し、担当する期の特徴を関連する教科書、統計資料、政策などの取り組みを参考にし、課題を抽出する。はじめにブレーンストーミングを行い、意見を十分にリストアップした後に集団討議を行う（ワークシート２－１－１）。

②各グループで目標設定を行い、対象者・開催場所・時間配分等を設定したうえで、栄養教育・指導計画を策定する（ワークシート１－５－５）。また、栄養教育事業の評価方法もデザインする（一般的な母子保健事業の流れを参照）。

　　設定時間例　他の事業と合同の場合…15〜60分程度

　　栄養教育・指導が単独の事業の場合…90〜120分程度

③指導案を作成し、活用する教材を用意し（実物・パワーポイント等）、グループごとに栄養指導の発表を行う。対象者役の学生は指導方法について評価を行う（ワークシート１－５－６、およびワークシート２－１－２）。

ポイント&アドバイス

１──妊娠期の初期・中期・後期の課題抽出

　妊娠に伴う母体の変化としては「体重の増加」が顕著である。正常な体重増加（図２－１－１）であれば問題ないが、体重が増えなかったり、必要以上に増えてしまうと、様々なリスクを生じることになる（表２－１－１）。表２－１－２に示す「妊娠期の至適体重増加チャート」も参照し、妊娠期の身体的変化、そして精神的変化、心理的変化についての基本的な知識をグループ内で共有する。

　また、妊娠期の合併症について知識の確認を行う。

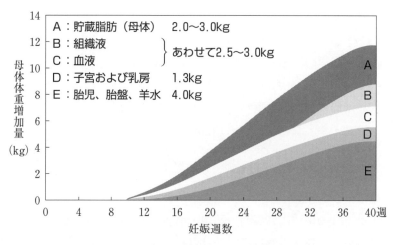

図2－1－1　正常妊娠における体重増加の因子

出典：Hytten FE, Leitch I. The physiology of human pregnancy（2nd ed）Oxford, Blackwell Scientific Publication, 1979を一部改変

表2－1－1　妊娠前の体格、妊娠中の体重増加量により高まるリスク

妊娠前の体格の影響	リスク
やせすぎの場合	・貧血　・胎児の発育不全　・切迫早産　など
太りすぎの場合	・妊娠高血圧症候群　・妊娠糖尿病　・巨大児分娩 ・分娩遷延　など
妊娠前の体格に関わらず妊娠中の体重増加が著しく少ない場合	・貧血　・早産　・低出生体重児　・子どもの将来の生活習慣病　など
妊娠中の体重増加が著しく多い場合	・妊娠高血圧症候群　・妊娠糖尿病　・分娩時の出血多量　・巨大児分娩　・帝王切開分娩　など

表2－1－2　妊娠期の至適体重増加チャート

妊娠全期間を通しての推奨体重増加量

体格区分	推奨体重増加量
低体重（やせ）：BMI18.5未満	9～12 kg
ふつう：BMI18.5以上25.0未満	7～12 kg[*1]
肥満：BMI25.0以上	個別対応[*2]

妊娠中期から後期における1週間あたりの推奨体重増加量

体格区分	1週間あたりの推奨体重増加量
低体重（やせ）：BMI18.5未満	0.3～0.5 kg/週
ふつう：BMI18.5以上25.0未満	0.3～0.5 kg/週
肥満：BMI25.0以上	個別対応

注1：体格区分は非妊娠時の体格による。
注2：BMI（Body Mass Index）：体重（kg）/身長（m）^{2}
注3：妊娠初期については体重増加に関する利用可能なデータが乏しいことなどから、1週間あたりの推奨体重増加量の目安を示していないため、つわりなどの臨床的な状況を踏まえ、個別に対応していく。
＊1：体格区分が「ふつう」の場合、BMIが「低体重（やせ）」に近い場合には推奨体重増加量の上限側に近い範囲を、「肥満」に近い場合には推奨体重増加量の下限側に低い範囲を推奨することが望ましい。
＊2：BMIが25.0をやや超える程度の場合は、おおよそ5kgを目安とし、著しく超える場合には、他のリスク等を考慮しながら、臨床的な状況を踏まえ、個別に対応していく。
出典：「健やか親子21」推進検討会「妊産婦のための食生活指針─『健やか親子21』推進検討会報告書」2006年　p.63

2──指導案の作成

指導案作成例（表２－１－３）

> 　非妊娠時と異なる変化において妊娠中の合併症が危惧される。代表的な症状である「貧血」と「高血圧症候群」の予防をテーマに、体型が変化し、体重増減を意識しやすくなる妊娠中期の妊婦を対象とした妊婦教室を開催することにした。

表２－１－３　指導案作成例（指導対象：妊婦）

テーマ（題目）：食生活講座─安心な出産のために栄養について考えよう─
ねらい：非妊娠時と比較することで健康に関心をもち、不足しがちな鉄分や、過剰になりやすい塩分摂取に対する健康・栄養管理の方法を学ぶ。
対象者：妊娠中期の妊婦　　　人数：10〜20名　　　場所：M市保健センター　会議室、調理実習室
学習目標：塩分の適切な摂取量と体重の望ましい増加量を知る。
　　　　　食事バランスガイドを理解し活用できるようにする。
行動目標：週２〜３回以上、体重を測定し記録する。
　　　　　週１回以上は食事からの栄養の過不足をチェックし、栄養バランスを心がける。
環境目標：家族等からの買い物・その他の家事のサポートを受ける。
　　　　　菓子や漬け物の常備を控える。
結果目標：体重、血圧、貧血に関する検査値を基準範囲に管理し、安全安心な出産を迎える。

	日時	指導内容	指導上の注意	教材・媒体
導入 20分		1．挨拶 2．配布資料の確認 3．体重・血圧測定 4．参加者自己紹介	●本日のプログラムの趣旨説明。 ●個人の妊娠周期に合わせて体重増加経過と血圧状態をみることで健康管理への関心を引き出す。測定時のプライバシーを配慮する。 ●楽しく学習が進むように参加者同士を結び付ける。	プログラム 体重等測定記録表
展開 70分		1．非妊娠時のBMIと体重増加について 2．最近の食生活状況を振り返る 3．料理や食品群から栄養の過不足をチェックする 4．塩分と高血圧の関係を学ぶ 5．試食（鉄分摂取と減塩をめざした献立）	●BMIから望ましい体重増加量を知る。 ●BMIを理解し家族の健康管理にも活用できるようにする。 ●食事バランスガイドを理解し、何をどれくらい食べているかをチェックし、配布資料に記入する。記録をすることで客観的に評価するスキルを習得する。 ●塩分の必要性と目標量を理解したうえで減塩の方法を学ぶ。具体的な料理を試食することで調味料の使い方と実際の味付けの程度を学ぶ。	食事バランスガイドのチェックブック 食品・料理に含まれる塩分の目安量 試食のレシピ
まとめ 10分		1．本日の学習理解の確認 2．後半の体重管理・食生活の注意点 3．挨拶	●ワークシートを用いて理解度の確認をする。 ●アンケートを用いて参加した感想と目標や自己効力感を確認する。	知識理解の確認用ワークシート(図２－１－２) 感想を尋ねるアンケート

企画評価	計画・教材準備などは適切に行われたか。 スタッフの役割は共有できていたか。
経過評価	学習内容の理解が適切に行われたか。 会場の環境は適切であったか（体調を崩した人はいなかったか）。
影響評価	体重を記録するようになったか。 食事からの栄養バランスを気にするようになったか。 家族の協力を得られたか。
結果評価	体重管理を行い、個人目標の体重（○kg）を維持できたか。 体重は適切な範囲で出産に望むことができたか。 血圧、貧血に関する検査値は基準範囲（数値で確認する）を維持し、安全安心な出産に臨むことができたか。

自分の体型をチェックしましょう。

身　長 ＿＿＿＿＿＿＿＿＿＿＿cm　体　重＿＿＿＿＿＿＿＿＿＿＿kg

ＢＭＩ ＿＿＿＿＿＿＿＿＿＿＿　　　（ＢＭＩ＝体重（kg）÷〔身長（m）〕²）

区　分	エネルギー（kcal）	主食	副菜	主菜	牛乳・乳製品	果物
非妊娠時	2,000 ±200	5～7 つ（SV）	5～6 つ（SV）	3～5 つ（SV）	2 つ（SV）	2 つ（SV）
妊娠初期（14週未満）	付加量＋50	－	－	－	－	－
妊娠中期（14～28週未満）	付加量＋250	－	＋1	＋1	－	＋1
妊娠後期（28週以降）	付加量＋450	＋1	＋1	＋1	＋1	＋1
授乳期	付加量＋350	＋1	＋1	＋1	＋1	＋1

　妊産婦の年齢、身体活動レベルからみた1日に必要なエネルギー量について摂取の目安を参考に、望ましい食事のエネルギー量を決定する。これを基本量（非妊娠・非授乳時）とし、2,000～2,200 kcalが平均であると考えられる。

　次に、妊娠各期における付加量を加算する。

★上のチャートを参考にした、妊娠中期で体格および身体活動レベルがふつうの場合の記入例。

エネルギー	主食	副菜	主菜	牛乳・乳製品	果物
2,250 kcal	5～7つ（SV）	6～7つ（SV）	4～6つ（SV）	2つ（SV）	3つ（SV）

Point　身体活動レベルや体格、更に妊娠各期によって適量が異なってくる点に注意しよう。

★以下に食事バランスガイドの記入例を示す。上の表を参考にコマを完成させ、食生活に関するアドバイスを考えてみよう。

	食べたもの	主食	副菜	主菜	牛乳・乳製品	果物
朝食	トースト	1				
	ハムエッグ			1		
	トマト		0.5			
	牛乳				1.5	
昼食	焼きそば	1	2	1		
	果物のヨーグルトかけ				1	1
夕食	ごはん	1.5				
	みそ汁（豆腐とわかめ）					
	サンマの塩焼き			2		
	筑前煮		1.5	1		
	サラダ		1			
間食：果物、クッキー、紅茶						1
今日の合計		3.5	5	5	2.5	2
今日の合計は「適量」に比べてどうでしたか？		多かった ちょうどよかった 少なかった	多かった ちょうどよかった 少なかった	多かった ちょうどよかった 少なかった	多かった ちょうどよかった 少なかった	多かった ちょうどよかった 少なかった
今日の菓子・嗜好飲料は200kcal以内でしたか？		はい　・　いいえ				

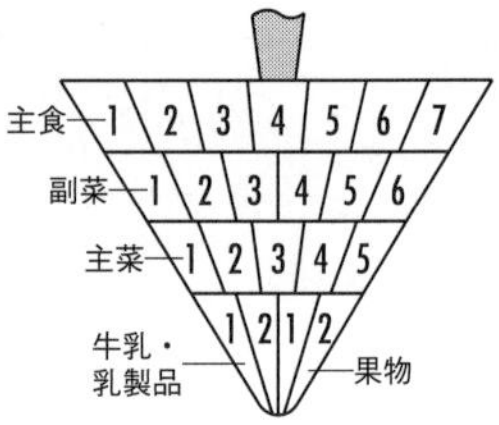

主食 1 2 3 4 5 6 7
副菜 1 2 3 4 5 6
主菜 1 2 3 4 5
牛乳・乳製品 1 2 1 2 果物

※各料理グループごとに左からコマをぬりつぶしてみましょう。

※サービング数に換算する際、表中の味噌汁のように具が少なく基準に満たない場合は数えない
　（詳しくは『毎日の食生活チェックブック』の付録②および③のサービング数確認の方法を参照のこと）

図2－1－2　妊産婦のための食事バランスガイドによる評価（妊娠期）
【ワークシート2－1－3】

3──発表と評価

　本UNITを含む第2部では、ライフステージ別、ライフスタイル別、状況別の栄養教育・指導の演習を行う。授業時間数・学習環境に応じて、対象者と想定される問題点を整理し、具体的な栄養教育計画を立てるため、6W2Hにもあるように、関わるスタッフの人数や能力、開催場所、必要な物などもリストアップすることが重要であり、これを踏まえて指導案を作成することでより実践力を習得することをめざす。

　円滑な発表を行うためには、事前に役割（司会、タイムキーパーなど）、時間（発表、質疑応答）などを決めておき、発表内容の資料などを用意しておくとよい。正当な評価を行うことにより、次の栄養教育計画を効果的に立案することが可能となるため、評価結果をまとめることも演習に加えることが望ましい。評価はUNIT 1 − 4 および1 − 5を参考に行う。

2　授乳期の栄養教育・指導

実習・演習の目標

　授乳期は、母体の回復とともに母乳分泌など母親自身の健康問題がある。精神面も不安定な時期であることを考慮したうえで、女性として母親としての健康管理に向けた栄養教育・指導を行う力を習得する。

☑ 事前にチェック！

- □　授乳期の健康・栄養について理解しているか。
- □　分娩、授乳の開始に伴う生理面・精神面・生活面について理解しているか。
- □　ライフステージ別にみた授乳婦の特徴について理解しているか。
- □　各参考資料について理解しているか（「用意するもの」参照）。

Work 2 - 1 - 2

　4か月児健診の際の母親に行う出産後の個人別栄養相談を想定し、体調管理の基本を食生活においた模擬栄養カウンセリングと栄養教育・指導を検討しよう
【推奨時間：90分× 4 】

●用意するもの（参考資料・ツール）

①Work 2 − 1 − 1で用意する①〜⑤の資料

②食生活状況調査票（妊婦・授乳婦用）

　ファイル名：UNIT 2 −1. xlsx　シート名：ワークシート 2 − 1 − 4

③UNIT 1 − 6 および 1 − 7 の一連のワークシート

④妊産婦のための食事バランスガイドによる評価（妊婦・授乳婦用）

　ファイル名：UNIT 2 − 1.xlsx　シート名：ワークシート 2 − 1 − 5

●ワークの手順

①クラスの中で、3 〜 4 名のグループをつくる。管理栄養士・栄養士役、授乳婦役、観察者の担当を分担する。演習は役割を順次交替しロールプレイを行う。

②授乳婦役は、食生活状況調査票（**ワークシート 2 − 1 − 4**）に回答しておく。

③挨拶とカウンセリングの趣旨を説明する。

④管理栄養士・栄養士役は妊産婦のための食事バランスガイドによる評価（授乳期）（**ワークシート 2 − 1 − 5**）シートを用いて食事の摂取状況の聞き取りを行う。食事バランスガイドでは調味料・塩分摂取量の把握が行えないため、その点を食品成分表、塩分目安量の資料などを用いて概算を行う。

⑤栄養アセスメントの結果に基づき、日常の食生活および子育てに対する問題点を傾聴し、UNIT 1 − 6 および 1 − 7 を参考に、模擬栄養カウンセリングを行う。

ポイント&アドバイス

1──授乳期の課題抽出

　授乳期は、母体の回復や母乳分泌など母親自身の問題と、哺乳や離乳食など子どもの栄養と成長に関わる問題と、大きく分けて 2 つの問題がある。精神面も不安定な時期であることを考慮したうえで、健康管理における問題点を抽出する。

　子育てに関する負担は母親中心になるが、極端に偏っている場合には父親、家族のサポートは必須であり、個人相談（栄養カウンセリング）の結果によっては、父親、家族へのアプローチを検討する。

2──指導案の作成

　授乳期の母親に単独で面接をする場合には自ずと時間に制限がある。長くなれば子どもの状態が気がかりになる。限られた時間内でラポールの形成を行い、問題解決に向かうためには、特に確認したい点などをリストアップしておく。

　産後うつの問題、母乳分泌量が少ない（または人工栄養）などの問題を抱えている母親は自己評価が低くなっている傾向にあるため、短時間であっても急いだ言葉づかいにならないように、カウンセリング時の時間配分をシュミレーションし、状況に適宜あわせることができるゆとりをもたせておくことが重要である。

3──模擬栄養カウンセリング

　行動目標の設定や自己効力感をもつことまでをめざしたいが、まずは丁寧に話を聞くことと、問題点への気づき、栄養バランスをとるためのアドバイスをめざす。

　カウンセリングの時間が短い場合には、食事の聞き取りは**ワークシート2-1-5**を用いず、メモをとるなど簡略的な食事傾向の把握にとどめ、問題点の共通理解をはかり信頼関係を築くことを優先する。

┌─────●オプション2-1-1●─────┐

　「毎日の『食事バランスガイド』で実践　毎日の食生活チェックブック」を
活用した栄養教育・指導を行おう　　　　　　　　【推奨時間：50分】

└──────────────────────────┘

●用意するもの（参考資料・ツール）
①実際の食事のメモ（メニュー等）や写真
②「食事バランスガイド」で実践　毎日の食生活チェックブック
③ワークシート2-1-5（Work2-1-2に同じ）

●ワークの手順
①授乳婦の栄養教育・指導として、食事バランスガイドの学習を行い、日常の健康管理と献立計画への活用方法を指導する。
②食事の簡単なメモや写真を用いて、妊産婦のための食事バランスガイドによる評価（授乳期）（**ワークシート2-1-5**）シートに記入する。なお、初心者にはSVのカウントは難しいため、実際には管理栄養士・栄養士が確認する。
③栄養面の過不足から、摂りたい食品を料理に発展させ、再度、食事バランスガイドにあてはめる。
④食品の買い物の際も、食事バランスガイドを活用することを指導する。

ポイント&アドバイス

1──産後の体調に対する留意点

　産後は母体の回復を望むより育児に振り回されることが多く、自分のことをケアする心のゆとりや物理的な時間が不足し、風邪をひきやすくなったり、気づかずに貧血になっている場合がみられる。母親自身の健康が子育てに影響すること、家族の健康管理のキーパーソンであることを改めて認識し、前向きな授乳期を過ごすことができ

るような栄養教育プログラムを考えよう。

2——指導案の作成

指導案作成例（表2−1−4）

　M市保健センターで行っている育児相談にて、母乳育児中の母親より「最近育児で忙しく、体力の回復もままならない。母乳の出も悪いようで、少し気持ちが沈みがちである」といった相談を受けた。そこで、産後うつの予防対策の一環として、母体の回復と十分な授乳の確保のため、食事の振り返りから栄養バランスのとり方と献立管理について「食事バランスガイド」を利用した指導を行うこととした。

表2−1−4　指導案作成例（指導対象：授乳婦）

テーマ（題目）：食生活講座―食事バランスガイドから元気なママになろう―
ねらい：産後は慣れない育児に忙しく、自分自身のことは後回しになりがちである。母親自身の健康が子どもと家族の健康を作り出すことを再認識し、不足しがちな栄養面に気づくことにより、食事バランスガイドを用いた健康・栄養管理の方法を学ぶ。また、出産後の母体の回復と健康増進を図る。
対象者：母乳育児中の授乳婦　　　人数：　1名　　　場所：M市保健センター　会議室
学習目標：現在の食生活状況を振り返り問題点を見つけ、栄養バランスのとれた献立管理の方法を学ぶ。
行動目標：朝昼夕、1日3食をきちんと食べる。睡眠を十分にとる。
環境目標：家族からの子育て・家事のサポートを受ける。手軽に食べられる補食を常備する（冷凍保存などのスキルの確保も有用）。
結果目標：体重を適切な範囲に管理する。睡眠を1日6〜7時間以上確保する（体力の回復のため）。

	日時	指導内容	指導上の注意	教材・媒体
導入5分		1．挨拶 2．現在の体調の確認	●本日のプログラムの趣旨説明。 ●母乳分泌量の聞き取りを行う。 ●栄養摂取の状態、精神的な状態、睡眠量の状態の聞き取りを行う。 →相談の中から現状把握を行う	プログラム
展開20分		1．食事バランスガイドの考え方を学ぶ 2．持参した食事のメモや写真から、食事バランスガイドのチェック表に、SVを換算し記入し、最近の食生活状況を振り返る 3．料理や食品群から栄養の過不足をチェックする 4．買い物の時の活用方法を学ぶ 5．試食（鉄分摂取と減塩を目指した献立）	●食事バランスガイドを理解し、何をどれくらい食べているかをチェックし、配布資料に記入する。 ●チェック表から客観的に評価するスキルを習得する。	食事バランスガイドのチェックブック評価シート（図2−1−2）
まとめ10分		1．本日の相談内容の振り返り 2．今後の食生活の注意点 3．挨拶	●相談内容の理解度、参加の感想などを確認する。	

企画評価	計画・教材準備などは適切に行われたか。 目標設定ができたか。
経過評価	学習内容の理解を参加者に合わせることができたか。 会場の環境は適切であったか。
影響評価	睡眠を十分にとるための工夫を実施することができたか。 1日3食を摂るために、食事を準備できたか。
結果評価	体重管理を行い、個人目標の体重（○kg）を維持できたか。 睡眠時間（○時間）を確保することができたか。

◇◆コラム◆◇

リプロダクティブ・ヘルス／ライツ

　リプロダクティブ・ヘルスとリプロダクティブ・ライツは健康と権利に関する新しい概念である。日本では「性と生殖（妊娠・出産に関わること）に関する健康／権利」と訳されている。1994年のカイロ会議で大きく取り上げられ提唱された。男女間の生物的性差や社会的・文化的性差に関して、女性に重点を置いて、本人の選択・責任に基づいた自己決定を行えるようにすることを目的とする。

　リプロダクティブ・ヘルスは1980年代後半にWHOにより次のように定義されている。「妊娠、出産に関する過程において、単に疾病や障害がないというだけでなく、その過程が身体的、精神的、社会的に完全に良好な状態にあること。具体的には、①人々が子どもを産む可能性をもつこと、②安全なセックス、③安全な妊娠・出産、④安全な出生調節（妊娠・出産の調節）、⑤子どもの健全な発育が含まれる」。

　リプロダクティブ・ヘルス／ライツを進めることで、開発途上国でみられている妊産婦死亡の改善や、HIV感染症蔓延の改善などが望まれている。そこにはジェンダーの不平等が深く関わっていることも指摘されている。第4時男女共同参画基本計画（平成27年）では、生涯を通じた女性の健康支援においてリプロダクティブ・ヘルス／ライツに関する意識の浸透が掲げられている。管理栄養士・栄養士は母子保健に関わる職種として理解を深めることが重要である。

母子保健

　母子保健の中心となる機関は保健センターと保健所である。保健センターでは一般的な母子の健康に関する事項を扱う。たとえば出産前に、出産・育児の準備を支援する目的で母親学級（両親学級）を実施し、出産後も新生児訪問や乳幼児の定期健康診査などを行う。保健所では未熟児の訪問や療育など専門的な分野を扱う。

　妊産婦・乳幼児等へは、母子保健分野と子育て支援分野の両面から支援が実施されている。具体的には、母子保健法に基づく母子保健事業、子ども子育て支援法に基づく利用者支援事業、児童福祉法に基づく子育て支援事業などである。平成27年度には子ども・子育て関連3法が施行された。ライフスタイルや経済社会の変化の中で、健全な親子・家族関係が築けるようにするためには、働き方改革と同時に、子育て世代を身近な地域で親身に支える仕組みを整備することが重要であり、母子健康包括支援センターが平成29年より施行された。センターの全国展開によって、妊娠期から子育て期にわたる切れ目のない支援のために、どの市区町村に住んでいても、妊産婦および乳幼児等が安心して健康な生活ができるよう、利用者目線に立って、一貫性・整合性のある支援が実現されることが期待される。

UNIT 2-2 乳幼児期の栄養教育・指導

1 離乳期の乳児の母親への栄養教育・指導

実習・演習の目標

　離乳食の進め方を理解する。また、「授乳・離乳の支援ガイド」に示されたガイドに沿った栄養指導・栄養教育を行う力を習得する。

☑ **事前にチェック！**

　□　乳幼児栄養調査等の資料から、乳児の実態を把握できているか。

　□　授乳・離乳の支援ガイドから、離乳の進め方を確認できているか。

　□　離乳中の乳児の食に関する機能の発達とその評価について理解できているか。

Work 2-2-1

　離乳期の乳児をもつ母親を対象に栄養教室を企画し、離乳食の進め方についての栄養教育・指導を検討しよう　　　　　　　　　　　【推奨時間：90分×7】

●用意するもの（参考資料・ツール）

①授乳・離乳の支援ガイド（2019年改訂版）

②乳幼児栄養調査

③教材（媒体）作成用具（Power Point、模造紙、文房具、印刷媒体等）

④UNIT 1 − 4 および 1 − 5 の一連のワークシート

⑤ワークシート 2 − 1 − 1 、 2 − 1 − 2 （Work 2 − 1 − 1 に同じ）

●ワークの手順

①「授乳・離乳の支援ガイド」を読んで、離乳支援に関する基本的な考え方、進め方と支援の方法について理解を深める。

②グループでどのような支援が必要であるか考え、教育・指導の対象（乳児の月齢）、目的およびポイントを検討する。

③②の目的とポイントに合わせて各目標と評価項目を設定し、その達成に向けた指導計画を立案する。これらをもとに指導案（ワークシート１－５－５）を作成する（UNIT１－４および１－５参照）。

④指導の中で用いる指導教材・媒体を作成する。対象者が教育・指導後に内容を確認できるように持ち帰り用のパンフレット、またはリーフレットを作成する。

⑤グループごとに他の学生を対象者として模擬栄養教育・指導を行う。発表者は自己評価を、発表者以外は対象者の立場になって、その発表の表現方法や内容について評価を行う(UNIT１－５で使用したワークシート１－５－６や、ワークシート２－１－２の評価表を活用する)。

⑥グループで⑤の自己評価および対象者の評価をもとに指導内容の改善点を検討し、修正を加える。

⑦最後に、実習全体の感想をレポートにまとめる。

ポイント＆アドバイス

１──「授乳・離乳の支援ガイド（2019年改訂版）」等の資料による学習

「授乳・離乳の支援ガイド（2019年改訂版)」を読み、離乳の基本的な考え方と離乳の進め方および支援の方法について、以下のことを理解する。

①離乳の支援に対する基本的な考え方（離乳とは何か、離乳食とは何か)。

②離乳の開始時期、離乳開始の目安、離乳の進行（離乳初期、離乳中期、離乳後期、離乳完了期）の流れ、離乳の進行の目安（歯の萌出、摂食機能)、離乳の完了とは何か、離乳の完了時期。

③離乳の進行に合わせた食べ方の目安、調理形態、食品の種類と組み合わせ。

これらを理解していく中で、以下の点に注意する。

❶乳児は個人差が大きいため、離乳の進め方はあくまで目安として捉える。

❷離乳食を食べさせることだけを考えるのではなく、離乳食を通して子どもの健康の維持、健やかな成長、適切な摂食機能の発達、健やかな親子関係の形成につなげることを念頭において計画を立てる。

2——対象者の求める情報の収集

栄養教育・指導では、すべてを伝えることは不可能である。そのため、対象者が栄養教育・指導に求めることを知り、目的の優先順位を事前に考えておくことが重要となる。

3——実際の指導を考える際の留意点

離乳期の乳児をもつ母親を対象に教育・指導を行う際には、以下のようなことも考慮する必要がある。

①時間内かつ短時間で要点を伝えられるように計画を立案する。

②乳児を抱えて参加するため、教育・指導に集中できない可能性がある。配布資料のみで伝わるような工夫や、子どもを預ける場所や体制を検討する。

③離乳食作りの体験は非常に有効である。調理実習を行う場合は、調理場所の確保のみならず、安全に行えるように子どもを預ける場所や体制を検討する。食物アレルギーの有無を事前に聞き取りし、該当食品を扱うことがあればスタッフ間で共有する。コンタミネーション防止のため、該当するグループの調理台を端にするなどの配慮も重要である。その他に問題点がないか事前に把握しておく。

④調理実習ができない場合、離乳期別の食事を試食してもらったり、写真で調理の様子を見てもらったりすることも有効である。

⑤初めて育児をする母親は食事以外にも不安を抱えることが多い。必要以上に受けとめてしまうことがあるので指導時の言動には注意を払う。ポジティブな言い回しにし、教育・指導者が自信をもって教育・指導にあたることが重要である。

⑥部屋の配色等にも配慮し、教材・媒体も明るく、楽しいイメージを心掛ける。

4——指導案の作成

指導案作成例（表2-2-1）

> 生後9か月頃からは子どもの動きも活発になり、手づかみ食べを始めていく時期である。この頃は離乳食が3回となる。より増えていく負担の軽減を目的に、離乳食教室を開催することにした。今回の対象は地域に住む生後8か月児をもつ母親とした。

表 2−2−1　指導案作成例（指導対象：生後 8 か月児をもつ母親）

テーマ（題目）：生後 9 か月以降の離乳食の進め方
ねらい：子の身体発育に適した離乳食の進め方を理解し、子を適切に成長させる。母親の不安を軽減させる。
対象者：生後 8 か月児をもつ母親　　　人数：10 名　　　場所：市町村保健センター
学習目標：「授乳・離乳の支援ガイド」を参考に、離乳食の正しい進め方を理解する。
行動目標：子どもの成長に合わせた離乳食を子どもに与えられる。
環境目標：子どもの食事の様子を温かく見守れるようにする。相談できる友人をつくる。
結果目標：子どもが適切に成長する。母親の不安が軽減される。

	日時	指導内容	指導上の留意点	教材・媒体
導入 5分		1．挨拶 2．自己紹介 3．指導内容・目的を説明 4．子どものことや離乳食のことで不安に思うことがないか聞く	● 離乳食教室の前にアンケート等で不安事項などを把握しておき、確認の問いかけをする。 　例）「みなさんからのアンケートでは○○の不安をおもちの方が多かったので、本日はその点についてもお話しします。」	
展開 15分		1．これまでと 9 か月からの進め方の違いを説明 　①固さの目安 　②離乳食の回数 　③量の目安 　④食事の種類 　⑤母乳・育児用ミルク 2．フォローアップミルク 3．手づかみ食べ 　①重要性 　②環境 4．レシピの説明 5．ベビーフードの利用 6．参加者同士で意見交換	● 離乳食は子どもの様子を見ながら進め、時期はあくまで目安であることを説明する。 ● 量は目安であることを強調する。子どもの成長を見ながら増やしていくことを伝える。 ● フォローアップミルクは離乳が順調に進んでいる場合は必要なく、鉄欠乏が気になる場合などに医師に相談したうえで活用を検討するものであることを説明する。 ● 汚れるが怒らない、できたことをほめるような声かけや、汚れの対策方法を説明する。 ● テーマを振る。 　例）子どもがよく食べる離乳食 　　　よく使うベビーフード	授乳・離乳の支援ガイドの資料 Power Point Power Point 手づかみ食べの注意点に関する動画 離乳食のレシピ Power Point （動画、写真）
まとめ 5分		1．要点をまとめる 2．質疑応答 3．挨拶		Power Point
評価	企画評価	目的・目標に沿った内容であるか。対象者の選択は適切か。開催日時・場所は適切か。不足している項目はないか。担当者は適切か。時間設定は適切か。教材・媒体は適切か。		
	経過評価	離乳食の正しい進め方を理解できているか。正しい進め方にしたがって離乳食を進めることができそうか。負担に感じている部分はなさそうか。わかりにくい部分はないか。		
	影響評価	子どもの成長に合わせた離乳食を子どもに与えられているか。		
	結果評価	適切に成長しているか（身体発育曲線を活用）、母親の不安が軽減されているか。		

実習・演習の目標

　幼児期の各年齢における食生活の現状・実態について理解する。さらに現場での実施を考慮した栄養教育・指導を行う力を習得する。

☑ **事前にチェック！**

- □ 乳幼児栄養調査等の資料から、幼児の実態を把握できているか。
- □ 国民健康・栄養調査等の資料から、将来のリスクになりうる問題を把握できているか。
- □ 各年代における食に関する機能の発達とその評価について理解できているか。
- □ 保育所給食の役割を理解できているか。
- □ 保育所保育指針、幼稚園教育要領、幼保連携型認定こども園教育・保育要領で取り上げられている食育を確認できているか。

Work 2 - 2 - 2

　資料をもとに、幼児期の各年代の「食の現状」を把握し、幼児を対象とした食育を検討しよう　　　　　　　　　　　　　　　【推奨時間：90分×7】

●**用意するもの**（参考資料・ツール）

①乳幼児栄養調査

②国民健康・栄養調査

③保育所保育指針、幼稚園教育要領、幼保連携型認定こども園教育・保育要領

④教材（媒体）作成用具（Power Point、模造紙、文房具、印刷媒体等）

⑤UNIT 1 - 4 および 1 - 5 の一連のワークシート

⑥ワークシート 2 - 1 - 1、2 - 1 - 2（Work 2 - 1 - 1 に同じ）

●**ワークの手順**

①資料をもとに幼児の食に関する問題点を把握する。

②①をもとにグループで話し合い、食育を実施する際の対象（幼児の年齢）、食育の目的およびポイントを検討する。

③②の目的とポイントに合わせて各目標と評価項目を設定し、達成に向けた食育計画を立案する。これらをもとに指導案（**ワークシート 1 - 5 - 5**）を作成する（UNIT 1 - 4 および 1 - 5 参照）。

④食育の中で用いる指導教材・媒体を作成する。また、対象者および保護者が食育後に内容を確認できるように持ち帰り用のパンフレット、またはリーフレットを作成する。

⑤グループごとに他の学生を対象者として模擬食育を行う。発表者は自己評価を、発表者以外は対象者の立場になって、その発表の表現方法や内容について評価を行う（UNIT 1 - 5 で使用した**ワークシート 1 - 5 - 6** や、**ワークシート 2 - 1 - 2** の評価表を活用する）。

⑥グループで⑤の自己評価および対象者の評価をもとに食育内容の改善点を検討し、修正を加える。

⑦最後に、実習全体の感想をレポートにまとめる。

ポイント&アドバイス

1──食育の目的の設定

①幼児の食に関する問題は、家庭環境や各保育所での取り組み等により大きく異なる。既存の資料から読み取る問題点が対象者と一致するとは限らない。対象者の現状を事前に調査することで、問題解決につながる食育の実施が可能となる。

②アンケート調査が行えない場合、事前に対象となる幼児の関係者に現状を尋ねたり、テーマの確認をお願いしたりする。

③目的を設定する際は、食育内容を考える前に、対象となる幼児に食育を受けてどうなってほしいか、どう変わってほしいかを考えることが重要である。

2──実際の指導を考える際の留意点

①幼児期は年齢や環境によって発達度が大きく異なる。食育のテーマが同一だとしても発達段階に合わせた食育方法を検討する。

❶1、2歳児はまだ教育・指導を受けられる状態にないため教育・指導は保護者を対象に実施する。

❷3歳になると言葉の理解が広がる。簡単なクイズなどで要点のみを楽しく伝えられるようにするとよい。盛り上がりすぎて歯止めがきかなくなることがあるため、あらかじめ対応を考えておく必要がある。

❸4歳以降になると、語彙力も増える。幼児自ら教育・指導の内容を保護者に伝えてもらうようにするとよい。

②幼児は長時間話を聞き続けるのが難しい。動きの多い劇にする、クイズに答えてもらう、カルタのような媒体をつくって一緒に遊びながら学ぶ、など幼児を飽きさせないようにする。

③食育を開始する前には、幼児と一緒に手遊びなどをして雰囲気を明るくするとよい。特に幼児と普段から関わりがない場合は、発表者に関心を引くためにも重要となる。

④幼児を対象に食育を展開する際は、しっかりと動きをつけて、その動きを大きくするとより関心を引くことができる。声は、はっきりと大きく出し、ゆっくりと話す。単語と単語の間に一呼吸置くようにするとよい。

3──指導案の作成

指導案作成例（表2-2-2）

幼児では遊び食べや偏食がよくみられる。食事に興味をもって食べ残しを減らすことを目的に食育を行うこととした。対象は、食育内容を理解でき、行動に反映させられるようになる4、5歳児とした。

4──指導教材・媒体の作成

食育で作成する媒体は以下のポイントを考えて作成するとよい。

①キャラクターを用いると興味をひきやすい。ただし、キャラクターが気になって食育の進行に支障が生じないように、あらかじめ対応を決めておく必要がある。

②手作りのものが温かみを感じられてよい。

③動きがあるもの、動きがつけやすいものにすると注目を得やすい。発表者が演じるなどするとよい。

④媒体は、子どもが見やすく、大きいものにする。はっきりと見やすくするために、色は濃く、線は太くする。

⑤子どもの発達状況によってはまだ文字（ひらがな）が読めないため、文字の使用は最低限にし、絵の媒体や劇を中心に組み立てる。一方で、食育を通して単語の文字を覚えてもらうのも目的の1つとなるため、テーマに合わせて文字を活用するとよい。

⑥配布用のパンフレットやリーフレットは、子ども向けに絵が中心のページと保護者向けに今回の食育の内容を書いたページを用意するとよい。

表2－2－2　指導案作成例（指導対象：4、5歳児（幼稚園年中クラス））

テーマ（題目）：いろいろな色のたべものをたべよう
ねらい：食べ物に興味をもたせ、食べ残しを減らす。適切に成長する。
対象者：4、5歳児（幼稚園年中クラス）　　　人数：20名（幼児のみ）　　　場所：幼稚園の教室
学習目標：3色食品群の分類と働きに触れる。
行動目標：食べ残しが減る。毎食3色揃えて食べるようになる。
環境目標：家族と食事のことで会話をするようになる。
結果目標：適切に成長する。

	日時	指導内容	指導上の留意点	教材・媒体
導入 4分		1．挨拶 2．自己紹介 3．手遊び 4．朝食について質問	●教育・指導者の好きな料理も紹介する。 ●幼児に参加してもらう。 ●朝食の内容を思い出してもらい、使われていた食材を聞く。	
展開 8分		1．食事が3色に分けられることを説明 2．劇の中で3色食品それぞれの働きと該当する食品例を説明 3．3色食品群の食品当てクイズ 4．今日の昼食で出てくる食材を3色に分けてもらう	●パネルを見せて、食事が3色に分けられていることを伝え、3色がどういうものかについて劇をすることを説明する。 ①元気のないサルが出てくる。 ②元気なサル（3種）が出てくる。 ③元気なサルが、元気がないのは食べ物が影響しているのではないかと指摘する。 ④元気なサル（3種）がそれぞれ3色食品群の働きについて動きをつけながら説明する。 ⑤元気のないサルが3色食品群に気をつけて食べる。 ⑥元気になって一緒に遊ぶ。 ●最初のパネルを示して食事が3色に分けられることを再度説明する。 ①3色に該当する食品の絵を提示しながらいくつか教育・指導者がパネルに貼っていく。 ②残った食品の絵を幼児に貼ってもらう。 ●お昼の給食の献立を伝え、使われている食材を答えてもらう。食材が何色に入るか当ててもらい、給食がバランスがよいことを伝える。	3色に色分けされたパネル（図2－2－1の左上写真参照） 3色の働きを表すサルの絵（図2－2－1の右上写真参照） 食品の絵（図2－2－1の下段写真参照）
まとめ 4分		1．要点をまとめる 2．リーフレットを配って説明 3．挨拶	●大事なところを特にゆっくりと繰り返して言う。	リーフレット
評価	企画評価	目的・目標に沿った内容であるか。対象者の選択は適切か。開催日時・場所は適切か。不足している項目はないか。担当者は適切か。時間設定は適切か。教材・媒体は適切か。		
	経過評価	毎食3色揃えて食べたいと思っているか。 食べ物に興味をもったか。		
	影響評価	食べ残しが減ったか。 毎食3色揃えて食べるようになったか。		
	結果評価	適切に成長しているか（身体発育曲線を活用）。		

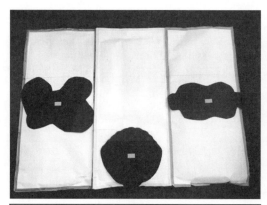

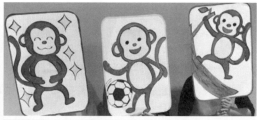

①今日の朝は、なにたべたかな？

みんながたべているたべものは、3つの色に分けることができます。

じゃあ、どんなふうに分けるのかな？

これからおさるくんたちが出てくるから教えてもらおう！

②たべものの働きによって3つの色に分けることができるんだよ！

みどりは…からだを元気にするよ！
きいろは…からだを動かすエネルギー！
あかは…じょうぶな体をつくるよ！

元気がないおさるくんは、「みどり」のたべものも「きいろ」のたべものも「あか」のたべものも、きちんとたべているの？

元気がなかったおさるくんは、3つの色をそろえて食べたら元気になったよ！
みんなで楽しくあそべました！

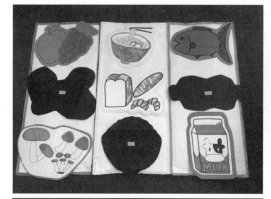

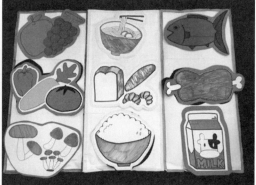

③「みどり」「きいろ」「あか」のたべものってどれだろう？

みどりは、「くだもの」や「きのこ」
きいろは、「うどん」や「パン」
あかは、「さかな」や「牛乳」

（影の部分を指さして）
ここには何が入るかな？

④みどりには、「やさい」
きいろには、「ごはん」
あかには、「お肉」
よくできました！

今日の給食は「カレーライス」と「サラダ」です！
「みどり」のたべものも「きいろ」のたべものも「あか」のたべものも、みーんな入っているね！
楽しくあそべるようにぜんぶたべようね！

図2-2-1　媒体を用いた実際の指導例（表2-2-2の指導案作成例より）

3　食物アレルギー児の保護者への栄養教育・指導

実習・演習の目標

　乳幼児期の食物アレルギーの特徴やアレルゲンとなる食品を理解し、発育に必要な栄養の確保とアレルゲン除去の方法や工夫を理解する。また、「食物アレルギーの栄養食事指導の手引き2017」などを参考にし、保護者への栄養教育・指導が行える力を習得する。

☑ **事前にチェック！**

　　□　食物アレルギーの定義、分類、症状などを確認できているか。

　　□　アレルゲンとなる食品の種類は理解できているか。

　　□　アレルゲンの除去を行う際の代替食品が理解できているか。

　　□　食物アレルギーの原因食品の食品表示を理解できているか。

Work 2 - 2 - 3

食物アレルギーをもつ乳幼児の保護者を対象とした栄養教育・指導を検討しよう　　　　　　　　　　　　　　　　　　　　　　　【推奨時間：90分 × 8】

●**用意するもの**（参考資料・ツール）

①食物アレルギーの栄養食事指導の手引き2017

②教材（媒体）作成用具（Power Point、模造紙、文房具、印刷媒体等）

③UNIT 1 − 4 および 1 − 5 の一連のワークシート

④ワークシート 2 − 1 − 1、2 − 1 − 2（Work 2 − 1 − 1 に同じ）

●**ワークの手順**

①「食物アレルギーの栄養食事指導の手引き2017」を読み、食物アレルギーをもつ乳幼児の保護者の不安等を調べる。

②感じたことをグループで共有したうえで対象（アレルゲンとなる食品）を設定し、目的およびポイントを検討する。

③②の目的とポイントに合わせて各目標と評価項目を設定し、達成に向けた指導計画を立案する。これらをもとに指導案（**ワークシート 1 − 5 − 5**）を作成する（UNIT 1 − 4 および 1 − 5 参照）。

④指導の中で用いる指導教材・媒体を作成する。また、対象者が教育・指導後に内容を確認できるように持ち帰り用のパンフレット、またはリーフレットを作成する。

⑤グループごとに他の学生を対象者として模擬栄養教育・指導を行う。発表者は自己

評価を、発表者以外は対象者の立場になって、その発表の表現方法や内容について評価を行う（UNIT 1 - 5で使用した**ワークシート 1 - 5 - 6**や、**ワークシート 2 - 1 - 2**の評価表を活用する）。

⑥グループで⑤の自己評価および対象者の評価をもとに指導内容の改善点を検討し、修正を加える。

⑦最後に、実習全体の感想をレポートにまとめる。

● ポイント&アドバイス

1──「食物アレルギーの栄養食事指導の手引き2017」等の資料による学習

食物アレルギーへの対応は誤ると対象者の命を危険にさらす。アレルギー症状の発生を未然に防ぐためにも、正しい知識をもつ。

食物アレルギーの定義を理解し、食物アレルギーの原因食品ごとに、主なアレルゲン成分と特徴、代替食品、わかりにくい食品表示、実はアレルゲンを含んでいる食品などをまとめておく。

2──対象者の求める情報の収集

個別の対応では、対象者の悩みに合わせた対応をすることが重要となるため、事前にアンケート調査などで対象者の悩みを調べ把握しておく必要がある。

3──実際の指導を考える際の留意点

①食物アレルギーのある子どもの保護者は日々対策し、いつまで続くかわからない状況に疲弊していることがある。教育・指導の際は言い回しに気をつけて、必要以上に保護者にストレスを与えないように十分配慮する。

②不必要な除去をしている場合もあるため、アレルギー対応の基本から話を展開することも重要となる。そのうえで個別に相談に応じるとよい。

③保護者にとっては難しい言葉や聞きなれない単語に出くわすことが多い。リーフレットやパンフレットを用いて、対象者がそれを見ながら教育・指導を受けられるように配慮する。作成するリーフレットやパンフレットには、誤解を招く表現はないか、古い食品表示の情報を載せていないかなどしっかりと確認する。

4 ── 指導案の作成

指導案作成例（表 2−2−3）

食物アレルギーの原因物質として最も高頻度でみられる食品は鶏卵である。また、卵は様々な料理や調理のつなぎとして利用されるため、卵の制限にはかなりの負担がかかる。最近では経口摂取可能な量までの使用が推奨されており、それによっては調理の幅が大きく広がる。しかし、なかなかそこに踏み出せず、日々不安を抱え苦労している姿がある。そこで、管理栄養士・栄養士として卵アレルギーの子をもつ保護者を対象に不安軽減を目的として栄養教育を実施することとした。

表 2−2−3　栄養教育・指導案記入例（指導対象：食物アレルギーをもつ乳幼児の保護者）

テーマ（題目）：子どもの卵アレルギーへの対策を知ろう
ねらい：卵アレルギーへの対策を理解する。アレルギー症状を発症することなく過ごす。保護者の不安を軽減する。
対象者：食物アレルギーをもつ乳幼児の保護者　　　人数：20名　　　場所：保健センターの研修室
学習目標：卵アレルギーへの対策を理解する。
行動目標：卵アレルギーの対策ができている。
環境目標：食事以外での保護者へのストレスが軽減される。相談できる友人をつくる。
結果目標：アレルギー症状が発症しない。保護者の不安が軽減される。

	日時	指導内容	指導上の留意点	教材・媒体
導入 5分		1．挨拶 2．自己紹介 3．指導内容・目的を説明 4．子どものこと、食物アレルギーのことで不安に思っていることを聞く	● 参加者同士が対話できるように配慮する。 ● 指導内容と時間を考えながら対応する。 ● 可能であれば指導の中で説明する。 ● 時間がかかる場合は後で個別に聞く。	
展開 20分		1．食物アレルギーについて説明 ①特徴と症状 ②混入被害に気をつける ③摂取可能な量までのアレルゲン摂取について （④不必要な除去の害） 2．卵アレルギーについて説明 ①アレルゲンの特性 ②卵を含む食品 ③除去の際の代替食品 ④食品表示の注意点 3．参加者同士の意見交換	● 必ず主治医の指示に従うことを伝える。 ● 質問をしてみてその可能性がある場合のみ除去の害を説明する。保護者の不要な負担となるほか、子どもの栄養不足にもつながることを伝える。 ● テーマを振る。 　例）利用しやすい市販品、子どもが好きな料理、日々の工夫	Power Point Power Point パンフレット
まとめ 5分		1．要点をまとめる 2．質疑応答 3．挨拶	● 今後のことを家族と話し合うようにすすめる。	
評価	企画評価	目的・目標に沿った内容であるか。対象者の選択は適切か。開催日時・場所は適切か。不足している項目はないか。担当者は適切か。時間設定は適切か。教材・媒体は適切か。		
	経過評価	卵アレルギーの対策が理解できたか。対策に取り組んでいくことができそうか。負担に感じている部分はなさそうか。わかりにくい部分はないか。		
	影響評価	食物アレルギーへの対策を行えているか。		
	結果評価	アレルギー症状が発症していないか。保護者の不安は軽減したか（食事管理の負担が大きすぎないか、悩みごとはないか）。		

◇◆コラム◆◇

朝食欠食の割合を参考に食習慣の形成について考える

　乳幼児期に食生活を整えておくことは将来に向けた食習慣形成に重要である。しかしながら、乳幼児期だけでは十分とは言えない結果がみえてきた。

　平成29年国民健康・栄養調査の結果では、1〜6歳で「朝：欠食」としている者が6.4%となっている。第3次食育推進基本計画では、令和2年までに朝食を欠食する子どもの割合を0%にするとしていることから、まだまだ教育・指導等による改善が必要な状況である。

　過去の状況をさかのぼると、平成15年国民健康・栄養調査の結果では1〜6歳の朝食欠食者の割合は4.3%*であり、現在と大きく変わらない。対象者は一致しないが、推移を追っていくと、この7年後の平成22年の結果では、7〜14歳で5.4%、さらにその7年後の平成29年の調査では、15〜19歳で13.1%、20〜29歳で27.3%となっている。

　このように、義務教育期間である7〜14歳までの期間を過ぎると、朝食欠食者の割合が倍増していることがわかる。義務教育期間は、保護者の食事管理が影響してか朝食摂取の習慣が維持されているものの、それ以降は維持できていない者が増えている。

　これまでの教育は食習慣の形成に一定の効果を示しているものの、十分ではないと考えられる。このような結果を踏まえると、望ましい食習慣の形成につながるような着実な栄養教育・指導を考えていくことが今後の課題であり、管理栄養士・栄養士の使命・やりがいと言えるのではないだろうか。

＊：表記は異なるが該当項目を足して算出した数値である。

UNIT 2-3 学童期の栄養教育・指導

1 栄養教諭制度と食育

実習・演習の目標

　知識欲の旺盛な学童期に栄養の知識と望ましい食習慣の基礎づくりを定着させるような、栄養教育・指導を行う力を習得する。また、他の関連教科からも食生活、栄養について幅広い知識を習得する。

☑ **事前にチェック！**

- □　学童期の身体特性・発育・発達について理解しているか。
- □　肥満の発症状況について確認してあるか。
- □　対象者の体育・運動能力について確認してあるか。
- □　個食・孤食等の問題について理解しているか。
- □　学校給食法や学校給食実施基準の内容を把握しているか。
- □　栄養教諭制度の概要を理解しているか。

Work 2-3-1

　栄養教諭・学校栄養職員を想定し、T.T.（チーム・ティーチング）による栄養教育・指導を検討しよう　　　　　　　　　　　　　　【推奨時間：90分×8】

●**用意するもの**（参考資料・ツール）
①日本人の食事摂取基準（2020年版）
②科目ごとの学習指導要領
③食に関する指導の手引き（第二次改訂版）
④マネジメントサイクル一連のワークシート
⑤UNIT 1-4 および 1-5 の一連のワークシート
⑥ワークシート 2-1-1、2-1-2（Work 2-1-1 に同じ）
⑦教材（媒体）作成用具（Power Point、文房具、印刷媒体など）

●ワークの手順

①グループで学年設定および担当教科（家庭科・体育科・特別活動・生活科など）を分担し、科目担当教諭との連携を含めて「食に関する指導」の進め方を話し合う。

②担当科目の学習指導要領をもとに目標を設定し、評価計画、指導計画（各科目の年間指導計画も考慮に入れる）を立案する。これらをもとに、1回分の指導案（ワークシート1－5－5）を作成する（UNIT 1－4および1－5参照）。「教材（媒体）は対象者に適しているか」「内容が高度になりすぎていないか」、また「該当科目との関連が理解できるか」など対象特性を考慮する。

③指導内容の時間配分を検討し、対象学年および教科に適した教材（媒体）を作成する。

④指導内容を実際に発表する（p.143のポイント＆アドバイス3参照）。対象学年および教科に適した「表現方法」「話し方」を検討する。発表者以外のクラスメートは対象者の立場になって発表を聞き、表現方法や内容について評価（ワークシート1－5－6やワークシート2－1－2を活用してもよい）を行う。

ポイント＆アドバイス

1──T.T.（チーム・ティーチング）の際の留意点

栄養教諭・学校栄養職員の役割、立場を理解したうえで、各教科との連携を考える。
①学年ごとの児童の学習レベルを理解する。
②各教科の学習内容・教育目標を確認し、食に関する指導の位置づけを検討する。
③年間指導計画の単元（題材）との関連を明確にする。
④教科担当との連携をどのように行うか検討する。

2──指導案の作成

指導案作成例（表2－3－1）

> 小学4年生のあるクラスでは、給食の食べ残しが他のクラスより多い。アンケートをとってみると、好き嫌い、特に野菜嫌いの児童が多くいるようである。そこで、「野菜の力」を知ることで食べる動機につなげられるよう、家庭科の学習指導要領をもとに食に関する指導を行うことにした。

3──媒体作成の際の注意点

①配布媒体は設定学年に合わせ、ひらがなや漢字を使い分ける。また文字の大きさや、文字と図などのレイアウトにも配慮し、読みやすいものを検討する。「専門用語は用いていないか」「難しい表現をしていないか」などにも留意する。

②教材（媒体）は「みせる」「読ませる」「聞かせる」「演じる」など学年の理解力に
合わせて検討し、興味や関心をもたせ、短時間でも集中力を高める方法を用いる。

表2－3－1　指導案作成例（指導対象：学童期の児童）

テーマ（題目）：野菜のパワー
ねらい：野菜の種類を知る。
対象者：小学5年生　　　　　人数：40名　　　　　場所：教室
　教科・内容：社会科・家庭科（本時は家庭科）
　　　　　　1．社会科…日本の農業の特色
　　　　　　2．家庭科…野菜の栄養パワー
　食に関する指導の目標・食育の視点：
　　　　　　1．食事の重要性、心身の健康（野菜の栄養的特徴を理解）
　　　　　　2．食品を選択する能力、食文化（日本の風土気候と旬の食材を理解）
　　　　　　3．感謝の心（残さず食べることで、生産者への感謝の心を認識）
学習目標：野菜の種類や栄養的特徴を理解する。
行動目標：野菜が食べられるようになる。
環境目標：市場に流通している野菜を調べ、その特徴を知ることで、野菜への関心を高める。
結果目標：野菜の好き嫌いをなくし、栄養の偏りを防ぐ。

	日時	指導内容	指導上の注意	教材・媒体
導入 5分		「知っている野菜の名前を挙げてみよう」 ①一人ひとりに知っている野菜の名前を挙げさせる ②今の時期の野菜は何があるだろうと考えさせる	●日頃食卓に乗る野菜、店頭に並ぶ野菜などに関心をもたせる。 ●社会科で学んだ農家の仕事と野菜の生産時期の復習を行う。 ●野菜に旬のあることを理解させる。	
展開 15分		1．緑黄色野菜と淡色野菜を見分け、色で分類してみる ①緑色、黄色、赤色など、色の濃い野菜を分類してみる。 ②白色、薄い緑色など、薄い色の野菜を分類してみる。 ③外は濃い色、中は薄い色の野菜を分類してみる。 2．緑黄色野菜と淡色野菜は、それぞれどんな働きがあるか考える 3．野菜を食べないとどうなるか考える 4．給食で残されやすい野菜を考える ①なぜ残されるのか、理由を考える。 ②どうやったら食べられるのか、方法を考える。	●小グループに分け、食品カードの種類を分類する。 ●分類結果を発表させる。 6つの基礎食品群を復習 全員で自分達の分類が間違っていないかの確認 野菜の色が違うと何が違うか考えさせる（栄養成分の違いに気づかせる） ●色の濃い野菜に嫌いな野菜があるか問いかける。	旬の実物の野菜 野菜の食品カード 6つの基礎栄養食品群のパネル
まとめ 7分		1．野菜には色の濃い野菜と色の薄い野菜がある 2．6つの基礎食品群では3群（緑黄色野菜）と4群に分類され、含まれている栄養素が異なることを理解する	●野菜の栄養パワーを認識させる。	
企画評価		小学生の身体特性と栄養特性を理解しているか。 栄養調査等から、食品群の摂取状況を把握し、嗜好傾向を理解しているか。 対象者の知識・理解度、学習環境に適した目標設定になっているか。 教科と連携した教育内容になっているか。		
経過評価		指導内容は、企画どおりに展開できたか。		
影響評価		目標は達成できたか（野菜についての理解が深まったか）。		
結果評価		野菜の種類や栄養的特徴が理解できたか。 野菜が食べられるようになったか。		

特に低学年では、導入部分で関心が高まるような配慮が必要になる。

③対象者（学童）が自ら気づく、深めるなど理解力を養う進め方を検討する。

④媒体に実物や食具（箸など）を用いる場合は、取り扱いにも留意する。

2 保護者への食育

実習・演習の目標

　現代の家庭生活および食事などにおける、実態・問題点を把握し、以下に挙げる内容を実践できるような栄養教育・指導を行う力を習得する。

①保護者にも成長期である学童期の栄養特性を知ってもらい、家庭での望ましい食習慣づくりを進められるようにする。

②学童期の子どもにとって適切な間食や外食の選び方、家庭での食事内容について知ってもらう。

③規則正しく食事を摂ることの重要性について伝える。

☑ **事前にチェック！**

☐　近年の少子化と家族構成（世帯構造）の問題点について把握しているか。

☐　女性の就労と家庭環境（社会学）の現状を知っているか。

☐　学童期の児童の保護者世代における食・ライフスタイルに対する価値観を把握しているか。

☐　個食・孤食の問題について把握しているか。

Work 2 - 3 - 2

　親子ともに関心の高まる内容をテーマに設定した、保護者（成人）向けの栄養教育・指導を検討しよう　　　　　　　　　　　　　　　　【推奨時間：90分 × 8】

●**用意するもの**（参考資料・ツール）

①日本人の食事摂取基準（2020年版）

②学校保健統計

③国民健康・栄養調査報告

④マネジメントサイクル一連のワークシート

⑤UNIT 1 － 4 および 1 － 5 の一連のワークシート

⑥ワークシート 2 － 1 － 1、2 － 1 － 2（Work 2 － 1 － 1 に同じ）

⑦教材（媒体）作成用品（Power Point、文房具、布など）

⑧料理媒体作成用品（食材・調理器具など）

●ワークの手順

①学童期の児童の保護者世代や保護者の置かれている現状を理解し、それぞれの問題点から指導のポイントを絞る（**ワークシート2－1－1**）。バズセッションや円卓式討議法（ラウンドテーブルディスカッション）などで自由な意見交換を行い、指導内容を検討する。また、講演会など講話形式だけでなく、料理講習会、調理実習なども取り入れる。

②指導可能な時間や回数はどの程度であるか考慮しながら指導目標を設定し、評価計画、指導計画を立案する。またこれらをもとに1回分の指導案（**ワークシート1－5－5**）を作成する（UNIT 1 - 4 および1 - 5 参照）。

③指導案に沿った指導教材・媒体を作成する。その場で利用するもののほか、繰り返し読める配布媒体なども活用する。どのような媒体を用いるか各班で検討するが、あらかじめ料理媒体を課題とする班を決めておく方法もある。

④指導内容を実際に発表する（p.143参照）。子どもの問題についての指導内容であっても、直接指導する対象は成人であるため、表現方法や内容が稚拙にならないよう注意する。

ポイント&アドバイス

1──考慮すべき「対象者の特徴」

①母親の就業状況などから日常の食事作りと中食、外食の頻度などの実態、また、各家庭での食への関心や価値観を把握する。学校保健統計などから家庭生活における子どもの状況を把握することもできる。

②児童の帰宅後の生活環境（塾や習い事などの状況、孤食の状況）などを踏まえ、バズセッションなどで自由な意見交換を行い、指導内容を検討する。テーマは重複しないよう、各班で討論後に話し合い分担する。

③保護者世代の特徴を理解するために、様々な社会状況に関心をもつことが必要である。国民健康・栄養調査など、公表されているデータから親世代の食生活、健康状態の特徴を把握する。

④女性の就労と生活時間など社会学的視点から捉えることも必要である。

2──指導案の作成

指導案を作成する際には、以下の点に留意する。

①保護者世代の栄養特性と家族の栄養特性を理解し、食生活上、栄養摂取上の問題点を検討する。

②食に関する関心の高いテーマ設定や、行動変容につながり、家庭でも実行しやすい

指導内容を検討する。

③父親の参加も想定し、父親が子どもの食生活に関心をもつような方法などを調べて指導内容を検討する。

④保護者が集まりやすい開催時期や曜日・時間に留意する。PTA総会、保護者会などと連動させるとよい。

⑤講義形式と料理講習会などを組み合わせる場合は場所の移動や身支度準備などの時間配分を考慮する。

3──指導教材・媒体の作成

料理媒体はこれらの対象者には受け入れられやすいため、料理講習会や実習、料理レシピの配布などすぐに活用できる内容も効果的である。料理媒体を含め、指導教材・媒体を検討する際には、以下の点に留意する。

①料理媒体の場合は実習に際しての調理時間のほか、準備時間、調理器具、発表場所の設定など事前の検討および、参加者への伝達の徹底（身支度等の準備）が必要である。また、「デモンストレーションのみとする」か「試食を行う」のか「参加者の実習を伴う」のか、など指導内容の設定によって、食材料の調達が異なるため注意する。

②「簡単にできる朝食作り」「受験生向けの夜食」など、親子で関心をもてる料理内容を検討する。参加する保護者は母親である場合が多いが、料理に関しては、事前調査などで基礎知識がどの程度あるか検討しておくことが必要である。また参加対象者を父親と想定した場合の料理媒体は、料理の基本から指導計画に組み込むことも必要となる。

③惣菜の上手な活用法や、バランスのよい献立の立て方など活用しやすい内容も有用である。

④パワーポイントなど視覚媒体を用いる場合はその特性を活用する。配付資料中で強調すべき部分や、文章で理解し難い部分の図示や動画など工夫し印象づける。配付資料は指導中のみならず、指導後も家庭で使えるよう工夫する。

◇◆コラム◆◇

食に関する指導の手引き（第二次改訂版）

　平成31年「食に関する指導の手引き（第二次改訂版）」が文部科学省より発行された。平成19年から第一次改訂を経て、新学習指導要領等の改訂を踏まえ新たに改訂された。

　改訂の目的は「学習指導要領等の改訂を踏まえる」「社会の大きな変化に伴う子どもの食を取り巻く状況の変化に対応する」というこの2点に基づき、学校における食育の一層の推進を図る、としている。

　改訂のポイントは（1）食に関する資質・能力を踏まえた指導の目標の明示、（2）「食に関する指導に係る全体計画」作成の必要性と手順・内容、（3）食に関する指導内容三体系*と栄養教諭の役割、（4）食育の評価に対する評価の充実、となっている。

　学校において子どもが発達段階に応じて食生活に対する正しい知識と望ましい食習慣を身につけることができるよう学校教育活動全体で食に関する指導にあたるとし、家庭や地域連携を深め、学校における食育の一層の推進を図ることが期待されている。

＊三体系：「教科等の時間における食に関する指導」「給食の時間における食に関する指導」「個別的な相談指導」

UNIT 2-4 思春期の栄養教育・指導

成長期における食育

実習・演習の目標

　思春期の身体変化について正しく理解し、誤ったボディイメージを是正し、女子では将来に向けての母性に気づかせ、それに応じた望ましい食習慣の確立に向けて指導する。

　この時期（世代）は、身体的には健康度の高い時期であるため、健康と食生活への関心や知識が薄く、精神的には不安定で友人の意見やマスメディアの情報に左右されやすい。ダイエット食品やサプリメントの功罪を理解し、その正しい栄養情報を伝えるにはどのような手法が望ましいか検討する。また、受験期と重なり夜更かしなど生活のリズムや食生活のリズムが乱れやすいことを踏まえ、生活のリズムと健康との関連について理解を促すよう、栄養教育・指導を行う力を習得する。

☑ **事前にチェック！**

☐　思春期の身体的特性を理解しているか。

☐　思春期に特徴的にみられる心理状態等について理解しているか。

☐　思春期におけるダイエット食品・サプリメントなどの使用状況を把握しているか。

☐　個食・孤食等の問題点を把握しているか。

☐　思春期における栄養摂取状況を把握しているか。

☐　健康増進法（栄養補助食品についての法的根拠、表示基準など）の内容を把握しているか。

Work 2 - 4 - 1

　思春期の男女の食生活上の問題点を踏まえ、将来に向けての望ましい食習慣確立のための栄養教育・指導を検討しよう　　　　【推奨時間：90分×8】

●**用意するもの**（参考資料・ツール）

①日本人の食事摂取基準（2020年版）

②国民健康・栄養調査報告

③児童・生徒の食生活等実態調査

④UNIT 1 － 4 および 1 － 5 の一連のワークシート

⑤ワークシート 2 － 1 － 1 、 2 － 1 － 2 （Work 2 － 1 － 1 に同じ）

⑥教材（媒体）作成用具（Power Point・文房具・印刷媒体など）

●ワークの手順

①円卓式討議法（ラウンドテーブルディスカッション）やバズセッションなどで、思春期の特性や問題点を話し合い、理解を深める。

②思春期世代にみられる問題点と特性を理解し（**ワークシート 2 － 1 － 1**）、指導目標を設定する。また、指導可能な場面設定と回数、適している指導方法について検討し、関心を高めるにはどのような手法がよいかなどを調べて、評価計画、指導計画を立案する。これらをもとに 1 回分の指導案（**ワークシート 1 － 5 － 5**）を作成する（UNIT 1 － 4 および 1 － 5 参照）。

③対象者が関心をもつ媒体の種類や表現方法を検討し、作成する。

④指導内容を実際に発表する（p.143のポイント＆アドバイス 3 参照）。発表者は想定した立場の管理栄養士・栄養士になり、発表者以外のクラスメートは対象者の立場になって発表を聞く。表現方法や内容について評価（**ワークシート 1 － 5 － 6 やワークシート 2 － 1 － 2 を活用してもよい**）を行う。

ポイント＆アドバイス

1──思春期の特性

①以下の点について、グループで話し合う。

・国民健康・栄養調査等の資料からわかる、思春期世代の栄養特性、および食生活上、栄養摂取上の問題点

・行動変容につながる指導内容および方法

・食と健康に関する関心の高いテーマ

・アンケート調査などの実態からわかる問題点

・栄養補助食品の表示その内容に関する法的根拠など

②どのような場（授業内、特別講演、進路指導、保健指導など）で指導が可能か、指導する場面設定および、指導者はどのような立場の管理栄養士・栄養士が可能か検討する。

③外見上を気にする世代でもあるため、媒体は興味を引く見た目のよいものや、関心の高いテーマなど検討をする。対象把握の方法として、ダイエット食品やサプリメントの利用状況の実態把握のためのアンケート調査を企画するのもよい。

2——指導案の作成

指導案作成例（表2－4－1）

> 　自身の外見が気になり、ダイエットにおおいに関心をもつ女子高校生。しかし、食事の量にばかり気をつかい、それ以上に間食を食べている姿が目立つ。そこで、食事の重要性を伝えるとともに、間食の正しい知識を身につけられるよう、栄養教育を行うことにした。

表2－4－1　指導案作成例（指導対象：思春期の学生）

テーマ（題目）：きれいにやせよう
ねらい：食事と間食のエネルギー量を理解し、正しいダイエットを行う。
対象者：女子高校生　　　　　人数：20名　　　　場所：教室
学習目標：無理な減量と健康障害について理解する。
行動目標：間食の適量を理解し3食きちんと食べる。
環境目標：間食や外食の栄養表示に関心をもつ。
結果目標：適切な体重管理と成長期に必要な栄養摂取ができる。

	日時	指導内容	指導上の注意	教材・媒体
導入 5分		間食について ・よく食べる間食の種類 ・食べる頻度と量 などについて自分の食べている内容を認識する	●太りたくない女子学生に間食のエネルギーを認識させる。	
展開 15分		1．間食と食事の栄養的価値を比較する 　①エネルギーを比較する 　②間食に含まれる栄養素の内容を知る 2．美容と健康の関係から、栄養に関心をもたせる 　①美容によい栄養素 　②便秘を解消する栄養素 　③血色をよくする栄養素 3．この世代にとって必要な栄養素と摂るべき量を理解する 　①食事摂取基準 　②不足しがちな栄養素 4．自分にとって1日に必要な食事内容を理解する	●間食のエネルギーを理解させ、食事との比較をさせる。 ●お菓子が食事代わりにならないことを認識する。 ●バランスよく食事を摂れば太らないことを理解させる。	フードモデル 配布媒体 （お菓子の栄養価） 食事バランスガイド 食品群
まとめ 7分		1．減量のために食事を減らしても間食が増えれば、美容および健康にはよくない 2．自分にとって必要な食事内容を理解する		

企画評価	思春期の身体特性・栄養特性は理解できているか。 健康、食生活の問題点の把握は適切であったか。 教育テーマ選定、内容は適切であったか。
経過評価	思春期の対象者が興味をもつよう実施できたか。
影響評価	目標達成はできたか。
結果評価	自分の健康に関心をもち、適切な体重管理につながるようになったか。 間食の過剰摂取の問題点が理解できたか。

①討論により問題点を洗い出し、以下のような指導テーマを立ち上げ、検討する。
　　・やせ願望（誤ったダイエット志向とダイエット食品の功罪）
　　・朝食の欠食（不規則な食事）　　　・受験期と食生活
　　・スポーツと食生活　　　・ファーストフードやコンビニエンスストアの利用
②学校で行われる授業を、栄養指導の指導場面に設定した場合では、どのような授業と連携が可能か検討し、当該授業との関連をどのようにするか工夫する。
③健康障害は少ない世代であるが女子では貧血なども課題となる。しかし、臨床面を重視した指導内容は関心が低くなりやすい。関心の高い美意識と連動させる工夫が必要である。

3 ── 媒体の作成

①この世代は文字による情報でも受け入れられやすいが、内容が授業の延長線になると拒否反応も出やすい。視覚的な映像媒体も興味や関心をもたせられるように検討する。パソコンのアニメーションや動画、イラストなどのソフトを用いてもよい。ただし、媒体作成に時間をかけすぎないよう注意する。
②指導内容によってはフードモデルや食品の実物などを媒体として用いる。
③フードモデルのほか、実物や具体的な食品などを活用する場合は、特定の商品名、メーカー名などが表に出ないよう工夫する。

4 ── 発表および評価

①指導者（管理栄養士・栄養士）の役になる学生は、その立場を理解し、無関心になりがちなこの世代を引き込むような話し方、表現方法などを工夫する。
②指導を外部講師による特別講義形式に設定した場合は、服装等も工夫すると対象者（聴講者）は引き込まれやすくなる。

UNIT 2-5 成人期の栄養教育・指導

欠食・中食・外食と食育

実習・演習の目標

　　成人期では生活習慣病予防の観点から栄養教育を捉えることが必要である。特に若年の成人期では、朝食の欠食を問題点として考慮する。また外食や飲酒の増加、単身者にあっては中食の利用頻度の増加などの問題点を捉え、これらの問題と健康との関連について、栄養教育・指導を行う力を習得する。

☑ **事前にチェック！**

- ☐　生活習慣病やメタボリックシンドロームなどの発生状況を把握しているか。
- ☐　肥満の発生状況を把握しているか。
- ☐　対象者の外食・中食・飲酒・喫煙の状況を把握しているか。
- ☐　対象者の運動習慣の有無を把握しているか。
- ☐　対象者の朝食の欠食状況を把握しているか。

Work 2-5-1

成人期の健康や栄養摂取状況について、実態、問題点を踏まえ、行動変容のための栄養教育・指導を検討しよう　　　　　　　　　　【推奨時間：90分×8】

　　成人期の健康や栄養摂取状況について、国民健康・栄養調査等から実態把握を行い、問題点を理解する。この世代は飲酒、外食などの問題を含めて検討する。また、生活習慣や勤務状況、運動習慣の有無など、幅広い視点から話し合い、行動変容のためにどのような視点から指導が可能か検討する。

●**用意するもの**（参考資料・ツール）
①日本人の食事摂取基準（2020年版）
②国民健康・栄養調査報告

③UNIT１－４および１－５の一連のワークシート

④ワークシート２－１－１、２－１－２（Work２－１－１に同じ）

⑤教材（媒体）作成用品（Power Point、文房具、印刷媒体など）

⑥料理媒体作成用品（食材・調理器具など）

●ワークの手順

①成人期における実態調査等から問題点を把握し（ワークシート２－１－１）、どのような指導が必要か課題と指導方法を検討する。

②指導目標を設定し、評価計画、指導計画を立案する。これらをもとに１回分の指導案（ワークシート１－５－５）を作成する（UNIT１－４および１－５参照）。

③指導内容を実際に発表する（p.143のポイント＆アドバイス３参照）。発表者は想定した場に適した内容、および管理栄養士・栄養士の立場になりきる工夫があったか評価する（ワークシート１－５－６やワークシート２－１－２を活用してもよい）。

ポイント＆アドバイス

１──成人期の実態調査

①健康調査、栄養調査などの実態調査データを収集する。外食や昼食については、メニューや商品に栄養表示があるかなどを調査する。グループで手分けしてマーケティングリサーチを行うのもよい。インターネットなどを利用し、外食産業で販売されているメニューの種類や表示の栄養価などを調べる。

②成人期でも男女や年代別では食生活の捉え方が異なるため、グループで担当する対象を変えるとよい。

２──対象者特性と指導内容

①以下の点について把握する。

　・食生活上、健康増進上の問題点（肥満、やせ、メタボリックシンドローム）

　・年代別、性別の外食・中食の利用状況とその内容

　・飲酒の状況

　・運動の実施状況や運動の種類などの実態

②指導可能な場面設定と指導回数など、仕事をもつこの世代の対象者が参加可能な状況を検討する。なお、対象者は、健康度が高いため疾病予防への自覚が少ない、また、意識や知識は多くても自覚が少ないため実践力が伴わない場合があることを考慮し、参加意欲を高めるためにはどのような手法がよいか、指導内容を決定する。

③集団指導とするか、個別指導とするか指導目標、指導内容に合わせて検討する。

3 ── 指導案の作成

指導案作成例（表2-5-1）

> 新入社員の場合、飲酒の機会は公私ともに増えるだろう。「新入社員歓迎会で急性アルコール中毒」などというニュースもよく耳にする。そこで、今年入社した社員を対象に、新人研修の一環として、「お酒と上手につきあう」をテーマに、適切な飲酒とそれに伴う食事について指導を行うこととした。

表2-5-1　指導案作成例（指導対象：成人期）

テーマ（題目）：お酒と上手につきあう
ねらい：アルコール飲料の栄養的価値や飲酒時の飲食に伴うエネルギー摂取過剰が及ぼす身体への影響を理解する。
対象者：20歳代新入社員　　　　人数：20名　　　　場所：新人研修（会議室）
学習目標：適切な飲酒とバランスのよい食事について理解する。
行動目標：自分に適した酒量、飲酒回数が守れる。
環境目標：外食時、アルコール飲料その他料理のエネルギー量等の表示に関心をもち、参考にできる。
結果目標：飲酒を含めた健康的な食生活管理ができる。

	日時	指導内容	指導上の注意	教材・媒体
導入 5分		アルコール摂取の現状把握 ・1回の飲酒量はどの程度か ・どのような時に飲酒をするか ・アルコールの種類は ・飲酒時の失敗談 などについて問いかけ	●自分の問題として捉えられるよう日常の飲酒状況を認識させる。	Power Point アルコール飲料 （実物）
展開 15分		1．体内でのアルコールの作用 　アルコールを摂取することで生じる体の変化を理解する 2．アルコールの種類と特徴・エネルギー量の理解 　アルコールの種類やアルコール度数でエネルギー量が異なることを理解する 3．飲酒時のつまみの選び方 　①エネルギー量の多いつまみ、エネルギー量の少ないつまみ 　②胃や肝臓に負担をかけないつまみ	●医学的な説明に終始しないよう注意する。 ●飲食店で一般的に提供されるつまみを例に、自分に適した内容で選択できるようにする。	Power Point アルコール飲料 （同一エネルギー量のアルコール飲料を分量で比較する） 配布資料 （持ち運び可能なポケットサイズ）
まとめ 7分		1．アルコールの適切な飲み方（自分にとっての適量を理解） 2．バランスのよいつまみの選び方（料理の組み合わせの方法を理解）		
企画評価		成人期の身体特性、栄養特性および社会的特性を把握しているか。 国民健康・栄養調査等の資料から外食や飲酒などの実態把握ができているか。		
経過評価		具体的な問題点が適切に提示できたか。		
影響評価		目標設定は達成できたか（適度な飲酒への理解、外食の内容など）。		
結果評価		健康的な食生活管理ができるような食物選択につながるようになったか。		

①対象者の職種や勤務体制、日常のライフスタイル、食習慣（調理担当者、外食の状況など）、運動習慣などを理解する。

②壮年期では健康や栄養に関する情報量が多い場合もあり、対象者の世代や指導内容

によっては理論的な指導方法が適する場合もある。ただし、指導が情報提供に終始しないよう指導計画を考える。

③単身者や女性では料理媒体や調理実習も指導内容として検討する。

④個別指導とした場合カウンセリング手法を応用するなど工夫する。

4──発表に対する評価の留意点

①成人を対象とするため、媒体や話術が稚拙になっていないか、内容や表現方法に注意する。特に壮年期では健康に関する関心が高く、情報量は多いことが想定されるため、より専門性の高い内容が望まれる場合もある。

②発表時間に対して情報量が多すぎないか、指導目標や指導内容に沿った内容か確認する。

◇◆コラム◆◇

標準的な健診・保健指導プログラムの考え方
―特定健診・特定保健指導と健康日本21（第二次）―

　平成25年4月から健康日本21（第二次）で、健康寿命の延伸や健康格差の縮小をはじめ、生活習慣、社会環境の改善等に関し、計53項目にわたる具体的な目標項目が設定され、令和4年度までの10年の期間で、地方公共団体をはじめ、関係団体や企業等と連携しながら、取り組みを進めている。これをもとに、平成30年に厚生労働省から、生活習慣病対策のための標準的な健診・保健指導の方向性として特定健診・特定保健指導の実施率の向上を図りつつ、分析に基づく取り組みを実施し、健康日本21（第二次）を着実に推進するとしている。データの分析を行うことで、個人や各地域・職域において、解決すべき課題や取り組みが明確となり、それぞれにメリットが生じ、医療機関への未受診者に対する受診勧奨等を行うことで、健康格差の縮小（高血圧の改善、糖尿病有病者の増加の抑制や脂質異常症の減少、さらに虚血性心疾患・脳血管疾患の年齢調整死亡率の減少、糖尿病性腎症による新規透析導入患者数の減少等）に結び付けていくことも可能となるとしている。

UNIT 2-6 高齢期の栄養教育・指導

高齢者の健康寿命の延伸と栄養教育・指導

実習・演習の目標

　高齢者の身体状況、栄養摂取状況の実態を把握し、身体機能と栄養状態の関連を理解する。高齢期の食生活は世帯構成や生活環境によって大きく異なるため、指導方法もそれぞれに応じた内容や方法を検討することが必要である。高齢期の身体的特徴と食に関するニーズを理解し、健康寿命の延伸のための望ましい食生活の実践方法を指導できる力を習得する。

☑ **事前にチェック！**

- ☐ 身体の特徴（機能的・生理的・心理的・経済的）を把握しているか。
- ☐ 高齢者の居住環境・世帯構成の実態を把握しているか。
- ☐ 高齢期の食事摂取基準（配慮すべき栄養素の特徴）を理解しているか。

Work 2-6-1

健常高齢者の小集団を対象とした栄養教育・指導を検討しよう

【推奨時間：90分× 8】

●**用意するもの**（参考資料・ツール）

①日本人の食事摂取基準（2020年版）

②国民健康・栄養調査報告

③高齢社会白書

④その他政府刊行物（人口動態調査、国民生活基礎調査、患者調査など）、自治体刊行物、学会関係資料（雑誌、月報）など

⑤UNIT 1－4および1－5の一連のワークシート

⑥ワークシート2－1－1、2－1－2（Work 2－1－1に同じ）

⑦教材（媒体）作成用具（Power Point、文房具、印刷媒体など）

●ワークの手順

①高齢者の背景を詳細に捉え課題抽出につなげるよう、既存資料の収集（調査、アンケート、問診、観察など）、情報分析、問題点の抽出を行う（**ワークシート２−１−１**）。健康や食生活に関する資料だけではなく、社会、経済、環境、文化に関する資料など、広範囲から情報を収集する。対象者ニーズを踏まえて問題点を順位化し、目標設定を行う。

②対象を健常高齢者の小集団とした、目標を達成するための効果的な栄養教育・指導の準備を行う。評価計画、指導計画を立案し、その中の１回分の指導案（**ワークシート１−５−５**）を作成する（UNIT１−４および１−５参照）。

③UNIT１−８にしたがって教育媒体・教材を作成する。

④作成した栄養教育計画や指導案をもとに、実施（発表）する（p.143のポイント＆アドバイス３参照）。計画段階で立てた目標について、指導者（管理栄養士・栄養士）側と対象者（高齢者）側の双方から評価を行う（**ワークシート１−５−６**や**ワークシート２−１−２**を活用してもよい）。

ポイント＆アドバイス

１──高齢者に関する情報収集

①情報を収集する時には、正常値、基準値、推定平均必要量、一般的傾向の収集および算出を行う。

②得た情報を分析し、数値で表しながら問題点を抽出する。身体状況、食物・栄養素摂取状況、食生活・食習慣、生活状況、精神状況などを**ワークシート２−１−１**に整理する。問題点を抽出する際、問題の発生要因や相互関係など、高齢者の問題につながる経緯について、考察しながら整理する。全国と地域、性別、年代など視点を変えると傾向が異なることも考慮する（表２−６−１参照）。

③参考資料のほか、インターネットで「高齢者」をキーワードとした情報や、過去の調査報告書など随時収集する。記入例の項目を参考に実測値をまとめるとよい。

２──目標の設定

①整理した問題点を解決方法の有無、改善可能性、緊急性、難易度、対象者ニーズなどの面から検討し、優先順位をつける。実際の食生活に直接影響し、改善する可能性の高いものや高齢者が主体的に取り組めるものを、優先順位の高いものとする。

②順位化した問題点に対し、強い動機付けを伴う目標を設定する。最終結果としての「結果目標」、学習の知識・態度・スキルに関する「学習目標」、実行が容易で短期間に達成できる「行動目標」や「環境目標」を設定する。高齢者のニーズを考慮し、

表2－6－1　高齢者の実態把握一覧表記入項目例【ワークシート2－1－1】

身体状況	・低体重者、肥満者の割合 ・身体機能、生理的要因の変化（口腔機能、運動機能、その他） ・疾病既往の特徴 ・生化学検査値の傾向　　　　　　　　　　　　　　　　　　　　　　など
食物・栄養素摂取状況	・食品群別摂取量の傾向 ・動物性たんぱく質比 ・栄養素別摂取量の傾向　　　　　　　　　　　　　　　　　　　　　　など
食生活・食習慣	・共食、孤食、欠食等の状況 ・間食や補助食品の利用状況 ・高齢者特有の嗜好、食習慣 ・配食サービス利用状況　　　　　　　　　　　　　　　　　　　　　　など
生活状況	・家族構成 ・学歴、所得などの社会経済的要因 ・運動習慣 ・身体活動レベル
精神状況	・家族、友人、職場などの社会的支援、ネットワークの状況 ・ライフイベント（配偶者や友人の死、転居）　　　　　　　　　　　　　など
その他	

対象者の生活環境、理解力、技術力、興味や必要性に合った内容を選択する。

3──高齢者への指導

指導案作成例（表2－6－2）

> 基本チェックリストにより低栄養リスク該当者として挙げられた高齢者を対象に、栄養講習会を行う。今回は、食事摂取バランスにテーマを置き、自身が必要量のうち、どの程度の食品摂取ができているかを知ってもらえるよう、講習を進める。

実際の高齢者への指導の際は、以下のようなことに留意する。

①高齢期では大規模集団の指導は適さない場合が多い。集団の規模や対象者の選定は目的に応じて十分に検討する。

②媒体資料を作成する際、対象者の特性を考え、文章は読みやすいものとし、文字のサイズも考慮する。また、内容は簡素化・単純化を図り、日常的に実践できるよう工夫する（図2－6－2も参照）。

③全体での発表の際は、対象者への指導を想定し、発表者は声の大きさ、話す速度などに注意を払う（「大きな声ではっきりゆっくり」など）。聴講者は対象者の立場に立ち、発表方法、指導内容の難易度などの評価を行う。

④指導内容や媒体の種類が多すぎないか、実践できる内容かなどの評価と、実施による目標達成度を問う影響評価・結果評価を、それぞれ担当者と対象者の立場に対して行う。

表2－6－2 指導案作成例（指導対象：高齢者）

テーマ（題目）：おたっしゃえぇよ〜（栄養）クラブ
ねらい：いろいろな食品をバランスよくしっかり食べることが、低栄養の予防につながることを理解する。
対象者：基本チェックリストによる低栄養リスク該当者（介護予防事業対象者）
人数：20名　　　場所：社会福祉会館・会議室
学習目標：食品の多様性と生活機能との関連を理解する。
行動目標：配付した食品多様性スコアシートに記録を続ける。
環境目標：教室の内容について、家族や友人に話をする。また、学習者がもらった資料を家族や友人が読む。
結果目標：自分で問題を見つけ、自立した食生活を営むことができるようになる。また、半年間、体重の維持、または増加をめざす。

	日時	指導内容	指導上の注意	教材・媒体
導入 5分		1．今回の事業の目的 2．スタッフ紹介	●「必要な食品をどの程度食べているか確認する」と、「食事のバランスが崩れるという低栄養の危険信号を、早いうちに簡単に見つけられる。」という目的を伝える。	バインダー（配付）
展開 15分		演習「自分の食事内容をチェック」 1．主菜（肉、魚などたんぱく質を多く含む料理）、副菜（野菜、果物、海藻などビタミン、ミネラルなどを多く含む料理）を構成する10食品群を選定し、その摂取頻度で評価し、食品摂取の多様性を10点満点で採点 2．採点結果の説明 講話「食品の多様性と生活機能の関係」	●採点結果 　9〜10点：大変よい食生活 　4〜8点：あと一息 　1〜3点：要注意 ●地域高齢者約600名を得点水準ごとに3群に分け、5年間に高次生活機能（老研式活動能力指標総合点）が低下する危険率を比較したところ、点数が高い群になると段階的に危険率は低下することが明らかになっている。	A4資料1枚 （食品摂取多様性スコア採点表および結果の見方）
まとめ 7分		1．自分に不足している食品を見つけることができたかどうかの確認 2．今日学んだことの再確認	●生活機能の低下を防ぐためには、様々な食品を食べることが大切であることを伝える。 ●今日学んだことを周りの人に伝えるとともに、提供したシートの記録を続ける。	食品多様性スコアシート（配付）
企画評価		学習者は、食品の多様性と生活機能との関連を理解できたか。		
経過評価		学習者は、配布した食品多様性スコアシートを適切に記録する（もしくは記録を続ける）ことができたか。 学習者は、学んだ内容を家族や友人に話したり、渡した資料を家族や友人が読んでくれたか。		
影響評価（短期評価）		学習者は、自分で不足している食品を見つけることができたか。		
結果評価（中長期評価）		学習者は、自立した食生活を営むことができるようになったか。 半年間体重の維持、または増加を達成できたか。		

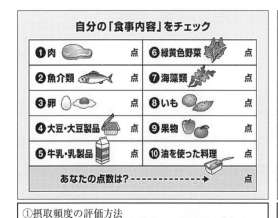

①摂取頻度の評価方法

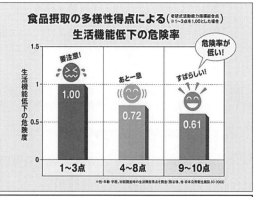

②食品の多様性と生活機能の関係

図2−6−1　指導媒体資料例（指導対象：高齢者　表2−6−2の指導案作成例より）

●オプション2−6−1●

　在宅高齢者に個別栄養教育を行う場合を想定して、栄養教育・指導の策定、実施および評価を行おう　　　　　　　　　　　　　　　【推奨時間：50分】

　在宅高齢者への個別指導の場合は、個別指導の特徴を理解し進める。それぞれの方法に応じた栄養教育計画および評価計画を立案し、栄養教育・指導案を作成する。

ポイント&アドバイス

1——個別指導の留意点

　個別指導の場合、解決すべき問題が個別的であることを考慮する。単に知識を提供するのみではなく、対象者が個別に抱えている問題点を見つけ、解決法をともに考え明確化し、納得して実践できる具体的な方法を見つけられるよう計画を立てる。また、在宅の個別指導の場合は、調理担当者が誰であるかを検討し、家族にも必要な支援ができるような工夫も視野に入れて、教育内容を検討する。

2——教育媒体・教材

　教育媒体は、直接視聴覚に訴えるものを中心に作成し、教材は、高齢者に読んでもらうためのパンフレット・リーフレットを作成する。いずれの場合も、現在の状況を認識することができ、より好ましい食生活を実行できるよう、高齢者の特性をよく理解して興味・関心をひく要素が必要である（図2−6−2参照）。

材料の違いによる比較

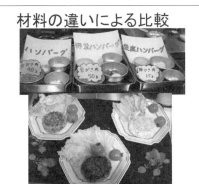

①「子どもは肉のハンバーグ」「体重の気になるお父さんとお母さんは野菜のハンバーグ」「歯の弱いおばあさんは豆腐ハンバーグ」等の作り分けの工夫により、家族とともに食事ができる。

常食から嚥下食への応用を紹介

②さらに、豆腐ハンバーグ→煮ハンバーグ→ゼリー状ハンバーグ、といった調理法により食べやすくする方法もある。

嚥下食【調理法】

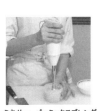

③嚥下食の具体的な例。

嚥下食【段階に応じた調理法】

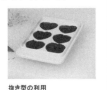

④1食分の嚥下食の例。

嚥下食【調理法、保存法】

ミキサー、バーミックスブレンダーなどの活用法を紹介

抜き型の利用
・見た目のよさ
・保存可能

⑤「嚥下食」における具体的な調理法・保存方法。

図2-6-2　料理媒体およびPower Pointによる指導例

注1：実際に調理を行いながら、または、実際の料理を対象者に見せながら指導を行っていく。場所や状況により、準備が困難であればPower Pointにより画像やイラストを展開しながら説明を進めていく、といった方法も可能である。
注2：事例は高齢期の咀嚼嚥下障害をもつ対象者向けの料理媒体（本人を含む調理担当者用）である。高齢者自身に対する媒体の場合は読みやすいよう文字を大きくする等、注意が必要である。

◇◆コラム◆◇

高齢者のフレイル予防を視野に入れた日本人の食事摂取基準（2020年版）

　厚生労働省により公表された日本人の食事摂取基準（2020年版）では、栄養に関連した身体・代謝機能の低下の回避の観点から、健康の保持・増進、生活習慣病の発症予防および重症化予防に加え、高齢者の低栄養予防やフレイル予防も視野に入れて策定された。高齢者の筋力・体組成や身体活動レベルが、エネルギー必要量を介して各栄養素の充足、フレイル進展に及ぼす影響についての検討が加えられた。

　高齢者に関連した主な改定ポイントとして、65歳以上では、総死亡率が最も低かったBMIと実態との乖離がみられるため、フレイルおよび生活習慣病の予防の両方に配慮する必要があることを踏まえ、65歳以上の目標とするBMIの範囲は21.5〜24.9 kg/m²と設定された。たんぱく質については、成人・高齢者・小児の全年齢区分で男女ともに同一のたんぱく質維持必要量（0.66 g/kg 体重/日）を用いて推定平均必要量を算定し、目標量の下限は推奨量以上で設定されたが、高齢者については、摂取実態とたんぱく質の栄養素としての重要性を鑑みて目標量の下限が引き上げられた。なお、たんぱく質が関与し重症化予防の対象となる重要な疾患として、フレイル（サルコペニア含む）と慢性腎臓病がある。しかし、研究報告の数が十分でなく、一定の結論を得られていないことから、推奨すべき量の設定は見送られた。フレイル予防について、「65歳以上の高齢者で目的とする量を定めるのは難しいが、身長・体重が参照体位に比べて小さい者や、特に75歳以上であって加齢に伴い身体活動量が大きく低下した者など、必要エネルギー摂取量が低い者では、下限が推奨量を下回る場合があり得る。この場合でも、下限は推奨量以上とすることが望ましい」とされている。

UNIT 2-7 単身者に対する栄養教育・指導

家計調査年報を使った単身世帯者の栄養教育・指導

実習・演習の目標

　中高年男性の単身生活者や高齢者の一人暮らしが急増している。対象者の生活状況を考慮したうえで、実践可能な食行動の提案力を身につけ、行動変容を促す栄養教育・指導を行う力を習得する。

☑ 事前にチェック！

- □　国民生活基礎調査から年代別単身世帯の割合を把握しているか。
- □　単身世帯における食料消費の動向を把握しているか。
- □　国民健康・栄養調査の結果について把握しているか。
- □　食行動変容に関する理論・モデル（UNIT 1 − 7 参照）の概念を理解しているか。

Work 2 - 7 - 1

　家計調査年報から単身者*の外食・中食利用の実態を把握し、有効な栄養教育・指導を検討しよう　　　　　　　　　　　　　　【推奨時間：90分 × 8】

●用意するもの（参考資料・ツール）

①家計調査年報

②家計調査年報における食料費

　　ファイル名：UNIT 2 − 7.xlsx　シート名：ワークシート 2 − 7 − 1

③単身世帯における食料費の年次推移

　　ファイル名：UNIT 2 − 7.xlsx　シート名：ワークシート 2 − 7 − 2

④ワークシート 1 − 5 − 5（Work 1 − 5 − 2に同じ）

★──単身者
　国民生活基礎調査では、世帯員が 1 人だけの場合を単身世帯というが、ここでは単に 1 人で食生活を営んでいる人を単身生活者と呼ぶことにした。

⑤ワークシート2−1−1、2−1−2（Work 2−1−1に同じ）

⑥ワークシート1−7−9（Work 1−7−3に同じ）

●ワークの手順

①家計調査年報から単身世帯の食料消費支出の特徴を調査する。まず、グループで話し合って対象者の性別・年齢等を設定し、家計調査年報から食品群別支出金額を読み取り、ワークシート2−7−1に記載する（対象者A）。二人以上世帯あるいは総世帯における支出金額も同様に読み取り、対象者Bとして記載する。対象者AとBにおける食品群別支出金額の違いについてグループで討議する。

②家計調査年報から、単身世帯の外食や調理食品等にかける金額を年次別に読み取り、表にまとめる（ワークシート2−7−2）。表から、単身世帯の外食・中食率の動向について、グループで討議する。

③成人期の生活習慣、運動習慣、栄養素等摂取状況についても国民健康・栄養調査等を活用して調べ、実態をワークシート2−1−1にまとめる（UNIT 2−5参照）。

④社会的認知理論やソーシャルサポートの観点から支援内容を考え、ワークシート1−7−9にまとめ、指導案を作成する（ワークシート1−5−5）。

⑤模擬授業を行い、指導方法の振り返り（ワークシート2−1−2）および対象者の自己効力感を高めることができたかを確認する（ワークシート1−7−3の自己効力感尺度を用いてもよい。指導の前後で調査をし、教育効果を評価するとよい）。

ポイント&アドバイス

1──家計調査年報

　家計調査年報では、単身世帯を勤労者世帯と勤労者以外の世帯に分類して、1か月間の収入金額および支出金額が示されている。男女別、年齢階級別、都市階級・地方別にも消費支出金額が示されているので、対象者をグループで討議して選定する。性別、年齢、支出の状況により指導の進め方は異なるため、十分に実態把握を行う。

2──指導案の作成

指導案作成例（表2－7－1）

> 単身世帯において、市販の弁当や惣菜、家庭外で調理・加工された食品を家庭や職場等で食べる中食率が増加している背景には、「時間がない」「一人分の食事を作るより価格が安い」「手作りをすると片づけが面倒」などの理由がある。そこで、バランスのよい食事内容となるよう適切な料理の選択スキルを身につけることを目的とし、栄養教育を行う。

表2－7－1　指導案作成例（指導対象：単身者）

テーマ（題目）：中食メニューの選択スキルを身につけよう
ねらい：中食の内容を改善し、栄養バランスのよい食事を実践する。
対象者：A社の単身生活者　　　　人数：20名　　　　場所：会社の会議室
学習目標：健康の保持増進と食事との関連について理解する。
行動目標：栄養バランスがとれた惣菜の選択ができる。
環境目標：健康的な惣菜を提供している店を把握する。
結果目標：中食の内容を向上させ、栄養バランスのよい食事を実践する。

	日時	指導内容	指導上の留意点	教材・媒体
導入 5分		1．挨拶 2．食環境の実状把握	● 対象者と交流を図り、食環境の実状を確認する。 　（外食および中食の利用頻度、食材購入店など）	
展開 15分		1．中食の内容確認 2．栄養素等摂取状況の確認 　（評価的サポート） 3．問題行動の把握 　（情緒的サポート） 4．改善策の提案 　（情報的サポート） 　適切な惣菜の選び方、 　料理の組み合わせ方、 　家庭に常備する食材例、 　冷凍食品・加工食品の活用方法、 　電子レンジを使用した簡単調理など 5．行動目標の設定	● 事前に実施した中食調査から、対象者の嗜好等を確認する。 ● 事前の調査表をもとに算出された、集団の平均的な栄養素等摂取状況を伝える。栄養素の過不足について知らせる。 ● 問題となる食行動や料理の選択についてグループで討議させる。 ● 問題となる行動の代替案をグループで討議させる。意見をまとめて発表させる。 ● 対象集団から提案された代替案のほか、会社員の適切な食行動の実践例を紹介する（代理的体験）。 ● 提示された食行動例から対象者一人ひとりが取り組めそうな内容を決め、行動目標としてワークシートに記載させる（スモールステップ）。	中食調査表 栄養価計算ソフトを搭載したパソコン 食品・料理カード 組み合わせパターン表 行動目標シート
まとめ 5分		1．行動変容の可能性の確認	● 具体的な行動目標を確認し、実践できるよう励ます（言語的説得）。	
評価	企画評価	教育の展開方法は、教育目標に沿うものであるか。 支援内容は対象者に適したものであるか。		
	経過評価	健康の保持増進と食事との関連について理解できたか。 惣菜の選択スキルにおける自己効力感が向上したか。		
	影響評価	惣菜の選択スキルが身についたか。		
	結果評価	中食の内容を向上させ、栄養バランスのよい食事を継続的に実践できているか。		

1 スポーツ栄養マネジメントと栄養アセスメント

実習・演習の目標

　スポーツ選手の栄養管理は、スポーツ栄養マネジメントに沿って行われることが多い。マネジメントの目的は、競技力向上をめざしたもの（増量や減量など）とリスクマネジメント（貧血や骨折予防など）に大きく二分される。目的を達成するためには、的確な栄養アセスメントが必要となる。

　スポーツ場面に応じた栄養アセスメントを考える力を習得する。

☑ **事前にチェック！**

- [ ] スポーツ栄養マネジメントの流れを理解しているか。
- [ ] スポーツ栄養マネジメントの主な目的を理解しているか。
- [ ] スポーツ選手の栄養アセスメントとその結果を理解しているか。
- [ ] スポーツ選手の栄養補給量を理解しているか。

Work 2-8-1

　性別・各ライフステージ別のスポーツ選手を想定し、スポーツ栄養マネジメントの流れに沿って、サポート計画を立ててみよう　　【推奨時間：90分×2】

●**用意するもの**（参考資料・ツール）

①スポーツの種目・特性などの資料

②対象者の実態把握一覧表（栄養アセスメント）

　ファイル名：UNIT 2 -1.xlsx　シート名：ワークシート 2 - 1 - 1

③スポーツ栄養マネジメントとサポート計画

　ファイル名：UNIT 2 -8.xlsx　シート名：ワークシート 2 - 8 - 1

●ワークの手順

①グループに分かれて、スポーツの種目や特性（表2−8−1）について検討する。

②①によって、スポーツの特性を理解したうえで、性別、ライフステージ別の選手を想定し、どのような実態把握が必要か、栄養アセスメントを検討する（**ワークシート2−1−1**）。

③②の栄養アセスメントから、得られるスポーツ選手が改善すべき課題について討議し、スポーツ栄養マネジメントとサポート計画を立案する（**ワークシート2−8−1**）。

④各グループのスポーツ栄養マネジメントとサポート計画を発表する。発表者は自己評価を、発表者以外は発表内容について評価を行う（**ワークシート1−5−6**）。

ポイント＆アドバイス

1──スポーツ栄養マネジメント

スポーツ栄養マネジメントの概要は、図2−8−1のとおりである。

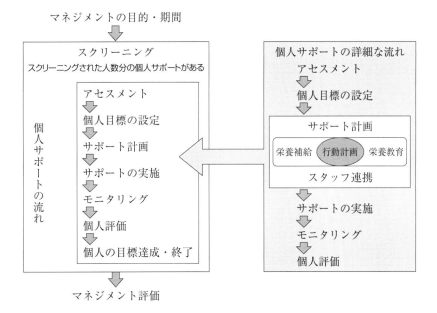

図2−8−1　スポーツ栄養マネジメントの流れ
資料：鈴木志保子『スポーツ栄養マネジメント』日本医療企画　2011年

2——スポーツ種目別の特性の把握

　種目によってその運動時間やパワーの種類は異なる（表2－8－1）。サポート計画の立案には種目ごとの特性の理解が不可欠である。

表2－8－1　エネルギー獲得機構からみたスポーツ種目

段階	運動時間	エネルギー獲得機構	パワーの種類	種目
1	30秒以下	非乳酸性機構	ハイ・パワー	砲丸投げ、100m走、盗塁、ゴルフ、テニス、アメリカンフットボールのBKのランニングプレー
2	30秒〜1分30秒	非乳酸性機構＋乳酸性機構	ミドル・パワー	200m走、400m走、スピードスケート（500m、1,000m）、100m競泳
3	1分30秒〜3分	乳酸性機構＋有酸素性機構		800m走、体操競技、ボクシング（1ラウンド）、レスリング（1ピリオド）
4	3分以上	有酸素性機構	ロー・パワー	1,500m競泳、スピードスケート（10,000m）、クロスカントリースキー、マラソン、ジョギング

資料：樋口満編著『新版コンディショニングのスポーツ栄養学』市村出版　2010年　p.3を一部改変

3——スポーツ選手の栄養アセスメント

　スポーツ選手には、通常の栄養アセスメントに加え、練習・トレーニング、水分補給状況、補食の有無、その他、食知識や食環境、サプリメントの利用状況、睡眠、月経、服薬状況、トレーニング状況、競技歴、故障歴などを含めた食・生活状況のアセスメントとともに場合によっては、生化学血液検査の結果などが必要となるケースがある。また、性別や各ライフステージの発育発達を考慮する必要がある。

4——サポート計画作成のポイント（表2－8－2）

①栄養マネジメントは、目的が明確であり、この目的を達成するために把握すべき栄養アセスメントの項目設定が必要となる。期間は、1年を区切りに行われることが多いが、増量・減量、貧血の改善など競技パフォーマンスに影響を与えるものは期限を設けて、長期・中期・短期で目標を立て行う。

②サポートの計画は、抽出された課題を改善するために必要なことを観点に置き計画する。行動計画は、スポーツ選手自身で「できる内容」を決定し、日常内で継続実施できるものを選択することが望ましい。

③栄養教育は、目標を達成するための知識や実践方法をできるだけ具体的に示すことが、行動計画の実施につながるため、対象選手の性別、年齢、居住形態、主に食事を作る人など、食環境に応じて内容を構成しなければならない。そのため成長に準じたライフステージ別の栄養教育のポイントを押さえておく。

　また、栄養教育を受ける対象者は、選手を取り巻く家族が対象になる場合もあるこ

とを考慮する。

表２−８−２　女子スポーツ選手の貧血に対する個別指導時のサポート計画（例）
【ワークシート２−８−１】

対象者または対象集団		陸上長距離　女子高校生	・競技力向上のための減量（体脂肪量の減少） ・競技力向上のための増量（除脂肪量の増加） ・スポーツ障害の予防（貧血，疲労骨折など）
マネジメントの目的		パフォーマンスの向上をめざした貧血の改善	
栄養アセスメント		採血による貧血検査の結果，月経の状態	現状把握と課題抽出のために必要な情報となる項目 （体重，体脂肪率，食事調査による栄養素等摂取量，練習・トレーニング，故障歴など）
抽出された課題		●エネルギー量，ミネラル・ビタミンの摂取不足 ●息切れなど不定愁訴が多い ●月経が不規則である，ヘモグロビン値が規準を満たしていない	
目標の設定	短期目標 （３か月）	●貧血の状態と改善のための食事について理解し，改善に必要な食品を知る	・目標とする体重や体脂肪率 ・エネルギーや栄養素摂取状況の過不足の評価 ・選手自身の食生活上の課題や問題点への知識や意識
	中期目標 （６か月）	●貧血改善のための食品の組み合わせを理解する。貧血が改善傾向を示す	
	長期目標 （１年）	●貧血予防のための食事が摂れるよう自己管理できる	目的を達成するために栄養アセスメントから抽出された課題を解決するための目標を設定する
サポート計画	栄養補給	推定エネルギー必要量：28.5 kcal×除脂肪量kg×種目別分類別身体活動レベル たんぱく質量：1.3〜1.5 g/kg体重あたり 鉄：18 mg程度／日 ビタミンC：100 mg以上／日 その他，鉄分の吸収を高める栄養素	栄養アセスメントと目標を考慮し，どれくらいの栄養補給量にすべきか決定する。
	栄養教育 （学習目標）	スポーツと貧血の関係や鉄欠乏性貧血と自身の状況を知る ●貧血改善に効果的な食品と鉄の吸収を高める栄養素の組み合わせを学ぶ	栄養アセスメントから抽出された自身の現状を把握し，行動計画を実践するための知識と方法を身につける 例）集団指導　全４回 　１．食事の基本 　２．水分補給 　３．試合前後の食事 　４．サプリメントの扱い方 例）個別指導　全２回（期間中は状態をチェックする） 　１．栄養アセスメントの結果から行動計画の決定 　２．必要に応じてサポート計画を修正
	行動計画 （行動目標）	エネルギー量を満たすため食事量を増やす ●肉や魚，貝類などたんぱく質と鉄を多く含む食品を増やす ●ビタミンCが摂れるよう野菜・果物を毎食食べる	
	他職種との連携 （環境目標）	自宅での食事について，家族の協力を得る ●貧血の状態や不定愁訴について，監督やコーチ，管理栄養士・栄養士で情報を共有する	選手自身が，スポーツを続けながら実行可能な範囲で課題改善が期待できる内容を決定してもらう
実施		モニタリングしながら，必要があれば随時，修正を加える	選手の状況は可能な範囲でチームスタッフと情報共有し，サポート計画を理解してもらう
評価（結果目標）		●貧血予防のための食事が摂れるよう自己管理できる	

5──スポーツ選手の推定エネルギー必要量の算出

　スポーツ選手は、練習・トレーニングによるエネルギー消費量が多く、エネルギー摂取量は、これを維持しなければならない。表2－8－3、表2－8－4を参照し、スポーツ選手の形態や要因加算法によるエネルギー消費量の算出などを行い、スポーツ種目別に考えてみる。

表2－8－3　スポーツ選手の形態計測結果（例）

競技種目	男性					女性				
	身長(cm)	体重(kg)	BMI	体脂肪率(%)	除脂肪量(kg)	身長(cm)	体重(kg)	BMI	体脂肪率(%)	除脂肪量(kg)
陸上 短距離・ハードル	176.6	70.1	22.5	11.4	62.1	171.9	67	22.7	17	55.6
陸上 長距離・競歩	177.2	62.8	20	11.6	55.5	158.9	45.1	17.9	13.7	38.9
水泳　競泳	177.2	69	22	15.3	58.5	167.2	59.4	21.2	19.3	47.9
サッカー	178.1	72.6	22.9	13	63.1	－	－	－	－	－
テニス	175.9	75.6	24.4	13	65.7	163.3	57.5	21.6	20.4	45.7
バレーボール	190.6	83.8	23.1	13.9	72.2	172.9	65.3	21.8	18.7	53
卓球	168.7	67.1	23.6	15.2	56.8	159.1	55.5	21.9	19.3	44.8
ソフトボール	－	－	－	－	－	165.1	66.1	24.2	22.9	50.7
野球	176.7	77.7	24.9	16.2	64.9	－	－	－	－	－

資料：樋口満編著『新版コンディショニングのスポーツ栄養学』市村出版　2010年　pp.26-27より作成

表2－8－4　種目別系分類身体活動レベル

種目カテゴリー	期分け	
	オフトレーニング期	トレーニング期
持久系	1.75	2.50
瞬発系	1.75	2.00
球技系	1.75	2.00
その他	1.50	1.75

資料：小清水孝子・柳沢香絵・横田由香里「スポーツ選手の推定エネルギー必要量」日本トレーニング学会『トレーニング科学』Vol.17　2005年　pp.245-250より作成

２　スポーツ選手への栄養教育・指導

実習・演習の目標

　スポーツ選手への栄養教育は、栄養アセスメントの結果を考慮し、個人もしくは集団（チームなど）の目的を達成するための行動計画につながる内容が必要となる。各ライフステージや期分けなどスポーツ場面を考慮した栄養教育・指導を行う力を習得する。

☑ 事前にチェック！

- □　１年間を通した期分け（練習やトレーニングの各時期）を理解しているか。
- □　各ライフステージにおける栄養課題を理解しているか。
- □　スポーツ選手に対してどのような栄養教育・指導が行われているか理解しているか。

Work２-8-2

　Work２−８−１のサポート計画が実践できるための集団への栄養教育指導案を検討しよう　　　　　　　　　　　　　　【推奨時間：90分× 4 】

●用意するもの（参考資料・ツール）

①参照としてWork２−８−１で作成したサポート計画を用いてもよい。

②指導案

　　ファイル名：UNIT：１−5.xlsx　シート名：ワークシート１−５−５

③発表者に対するチェックリスト

　　ファイル名：UNIT：１−5.xlsx　シート名：ワークシート１−５−６

④栄養指導の評価

　　ファイル名：UNIT：２−1.xlsx　シート名：ワークシート２−１−２

●ワークの手順

①性別、ライフステージ別のスポーツ選手を想定し、必要とされる栄養教育の内容を表２−８−５から選び、指導案を作成する（**ワークシート１−５−５**）。ワーク２−８−１で作成したサポート計画と連携させ、作成してもよい。

②各グループで、栄養教育を行う対象スポーツ選手を決定する。

　競技の特性や起こりやすい食事上の課題や疾患などを話し合う。

③栄養教育のテーマを決定し、学ぶ目的である「ねらい」、対象者の性別や年齢、場所を考える。

④この栄養教育で知識として得る「学習目標」、それを実行する「行動目標」、周囲の協力や食環境など「環境目標」を設定する。最終的にこの栄養教育でどのような行動変容につながるのか「結果目標」を考える。

⑤評価は、栄養教育実施後に行う。目標が達成できる企画、実施、課題解決への影響、対象者への知識や価値観への影響などを評価し、栄養教育の目的である「ねらい」の達成について最終評価をする（ワークシート１－５－６、ワークシート２－１－２）。

● ポイント&アドバイス

1——スポーツ選手に対する栄養教育

対象によるが、栄養教育の内容は多くを詰め込まず、３つくらいのポイントに絞る。また、教育後に各選手が実施可能であるように具体的な内容が望ましい（表２－８－５）。栄養教育の時間は、30～60分程度な場合が多い。

表２－８－５　スポーツ選手に行われる栄養教育の目的と内容

目的	内容	目的	内容
食事の基本	食事の摂り方 食事量を知る 偏食・欠食について	試合時の食事	試合前の食事 試合中の補給
身体づくり	体重の増加・減量について 補食の意味と摂り方	障害予防	骨の強化について 貧血の予防について 低エネルギー状態について
コンディショニング	水分補給について 体調・体重管理について リカバリーについて	合宿・遠征 その他	合宿・遠征先での食事について コンビニの選び方 海外での衛生や食事の注意

2——栄養教育媒体

対象者自身が実践しやすい媒体や例を参考に挙げ、提示すると実施可能性が高くなる。

3——他の科目との関連について

スポーツ活動は、子どもから高齢者まで、様々な目的をもって実施されている。対象者に必要な栄養教育を展開するためには、「栄養教育論」で学ぶライフステージ別栄養教育のポイントや「応用栄養学」で学ぶライフステージ別の身体的・精神的変化などを考慮して作成することが必要である。

4──指導案の作成

指導案作成例（表2－8－6）

> 　成長期のスポーツ選手を対象に栄養教育を行う。
> 　指導案例では、男子高校生野球部を対象に食事調査の結果をもとにした高校スポーツ選手としてのエネルギー必要量や食事バランスを学ぶための栄養教育を行う。

表2－8－6　指導案作成例（指導対象：スポーツ選手）

テーマ（題目）：高校野球選手の食事の基本
ねらい：1日に必要な食事量を学び、食べられるようになる。
対象者：高校野球部　部員　　　　　人数：40名　　　　　場所：A高校　講義室　　　　　時間：40分
学習目標：必要なエネルギーと栄養素を理解する。
行動目標：主食を中心に副菜・主菜・乳類を揃えて食べる。
環境目標：必要量が食べられているか体重を測り確認する。
結果目標：適切な体重管理とスポーツ活動に必要な栄養摂取ができる。

	日時	指導内容	指導上の留意点	教材・媒体
導入 5分		1．挨拶 2．本時の目的の説明 3．スポーツ選手の基本の食事	●私達はなぜ食べるのか考えさせる。 ●スポーツ選手はなぜ食べることを学ぶのか考えさせる。 ●意見を求めて、交流を図る。	Power Point
展開 20分		1．食事の基本について 　栄養素の言葉と体内での働きの説明	●知っている栄養素を質問する。 ●栄養素の体内での働きを理解する。 　・身体を動かすエネルギー源 　・身体をつくる材料 　・身体の調子を整える材料	Power Point リーフレット
		2．スポーツ活動に必要な食事量と本時に学ぶ栄養素の役割の説明	●スポーツ活動で多くのエネルギーを消費することを知り、自分の食べている量と必要量を意識させる。 ●本時に学ぶ栄養素がスポーツ場面でどのような役割を持つか理解する。 　例）糖質、カルシウム、ビタミンB群、ビタミンCなど	Power Point 食事量など例で示す リーフレット フードモデル
		3．食生活の中で、どれくらいどのような食品から食べるべきか、量と食品を考えさせ、体重計の利用を説明	●Power Pointで1日の食事例を示し、自身の食生活について過不足を挙げてみる。	Power Point リーフレット
まとめ 15分		1．本時の復習をし、ポイントを再度確認 2．今後の目標を立てさせる	●3つほどに絞ったポイントについて、質問しながら、理解度を確認する。 ●本時の学びから、野球をするうえで、自身の生活にどのような食品や食べ方ができるか行動に移せるよう考える。	目標・体重の記録シート
評価	企画評価	本時の内容や全体量は適切であったか。		
	経過評価	内容を理解できているか、学習者の様子はどうであったか。		
	影響評価	学習目標、行動目標、環境目標の達成度はどうであったか。		
	結果評価	目標の内容や体重の記録で評価する。		

◇◆コラム◆◇

夏の暑さと水分補給

　わが国の８月の平均・最高気温は、35度以上を記録し、時には40度以上となる。気象庁は「今夏の猛暑は１つの災害と認識している」（2018年７月）と発表したほどの気温上昇である[20]。暑さ対策の対象者は子どもから高齢者までの全国民といえる。室内外関係なく我々は、生命を守るための体温調節を行わなければならない。

　特にスポーツ選手は、気温上昇や太陽光、グランド熱による輻射熱に加え、スポーツ活動時のエネルギー産生に伴う発熱が体温上昇をもたらす。発汗による体重減少が－２％以上となった場合、運動パフォーマンスが低下することが報告されており[21]、より良いコンディションで競技スポーツを継続するためには、発汗による水分やミネラルの損失、体温上昇を防ぐための水分補給が必要となる。

　公益財団法人日本スポーツ協会は、夏のトレーニングでは、休憩のタイミングや時間、水分補給の時間や場所などを十分に検討し、効率よく水分補給を行うことができるよう計画を立て、塩分のみならず１時間以上の運動をする場合には、４〜８％の糖質を含んだドリンクなどを利用することが疲労の予防だけでなく水分補給効果を高めると示している[22]。スポーツ現場では、一般的にスポーツドリンクと呼ばれる糖質やミネラル含有のドリンクが販売され利用が拡大している。

　このように、夏の暑い時期には、十分な水分補給と熱中症予防のため対策が周知されている。しかし、筆者が行ったスポーツ選手への夏季の水分補給の調査では、屋内外に関わらず、「十分に水分を補給している」と回答する６割に、１％以上の体重減少がみられ、日本スポーツ協会が推奨する１時間あたり500〜1,000 mLの水分補給量に対して水分摂取量が全く足りていない選手もみられた。実際に夏の室内競技で２時間の練習では、100〜1,500 mLと水分摂取量に個人差が大きい傾向がみられ、体重減少もあった。水分補給に関しては、生命に影響を与えるものである。年間を通して、繰り返し栄養教育を行い、常に注意喚起することが必要であると思われる。

【第2部資料】 栄養教育カリキュラムおよび指導案作成例（対象者：40歳代後半～50歳代女性）

資料－1　栄養教育カリキュラム（更年期対策栄養講習会）を想定

学習目標：カルシウムを効率よく摂る食事と生活の工夫を理解する。

行動目標：カルシウム摂取を意識した食生活を心がける。

環境目標：書籍やインターネット環境など、高齢者自身が情報を得られるツールを確保する。

結果目標：高齢期の骨粗鬆症を予防し、寝たきり高齢者を減少させる。

対象集団：40歳代後半～50歳代女性（更年期に該当する年代の女性）　30名

実施期間：隔週開催　2か月間

実施回数：4回　＜講義（2回）・調理実習（1回）・運動実技実習（1回）　各回180分（休憩時間含む）＞

各回の教育・指導内容

	日程	テーマ（目標）	教育内容・方法	教材・媒体	担当者	他のスタッフの配置と役割分担	場所
第1回	年　月　日（120分）	自分の体を知ろう（自分の体を理解する）	講義形式・演習形式：閉経によるホルモン分泌の変化がもたらす栄養状態への影響を理解する。閉経によるホルモン分泌の変化が脂質代謝、カルシウム代謝へ影響を与えることを理解し、この時期に生じやすい疾病を知る	配付媒体：パンフレット・リーフレット、講義資料　視覚媒体：Power Point等	管理栄養士・栄養士	医師または保健師	保健センター講義室
第2回	年　月　日（120分）	骨とカルシウムの関係を理解しよう（カルシウムの多い食品を理解する）	講義形式・演習形式：カルシウムを多く含む食品の理解とカルシウムの代謝、吸収を助ける栄養素と合まれる食品を理解する。演習形式で、日常の食生活を24時間思い出し法などの方法を用い自記式で記録し、カルシウムを含む食品の摂取状況の実態を把握する	食事記録用紙、食品リスト、食品カードなど	管理栄養士・栄養士		保健センター講義室
第3回	年　月　日（120分）	おいしく食べよう（調理の方法を理解する）	実習形式：調理実習を介して食品の選択・調理の工夫を実践する	料理レシピ、食材料、調理器具類	管理栄養士・栄養士		調理実習室
第4回	年　月　日（120分）	骨を強くしよう（骨密度を高める運動を実践できるようにする）	実習形式：運動実技を行い、骨への適度な刺激を与える方法を体験する		管理栄養士・栄養士	運動指導者	体育館など

資料－2：栄養教育カリキュラム（資料－1）に沿った指導案作成

更年期対策栄養講習会（第1回）　指導案

テーマ（題目）：更年期を元気に乗り切ろう

ねらい：①更年期に起こる体の変化を理解し健康的な高齢期を迎える準備をする。
　　　　②体の生理学的変化に伴って起こる栄養障害を予防する。

対象者：40歳代後半～50歳代女性　　　人数：30名　　　場所：○○市保健センター

学習目標：カルシウムを効率よく摂る食事と生活の工夫を理解する。

行動目標：カルシウム摂取を意識した食生活を心がける。

環境目標：書籍やインターネット環境など、高齢者自身が情報を得られるツールを確保する。

結果目標：高齢期の骨粗鬆症を予防し、寝たきり高齢者を減少させる。

研修概要：

- 研修回数…4回〈講義（2回）・調理実習（1回）・運動実技実習（1回）、各回120分（休憩時間を含む）〉
- 身体の生理的変化…閉経によるホルモン分泌の変化と身体<脂質代謝、カルシウム代謝への影響>
- この時期に生じやすい疾病…骨粗鬆症、脂質異常症など
- 食生活上の留意点…栄養の理論（講義）と実践（調理実習）
- 身体活動量の増加…運動指導による運動の必要性（消費エネルギーを増やす・骨に刺激を与えて骨密度を高める）と実践（実技実習）

第1回目　　時間（120）分

	日時	指導内容	指導上の注意	教材・媒体
導入 10分	13:30 ～ 13:40	1．挨拶 2．研修の趣旨・目的 3．研修内容ガイダンス	● 担当者の紹介。 ● 研修プログラム、内容の紹介。	パンフレット 資料ファイル用バインダー
展開 100分	13:40 ～ 15:20 休憩 20分	1．「更年期」と呼ばれる時期の体の変化を自覚し、その仕組みについて正しく理解する 　・体調の変化で気づいたことを話し合う 2．閉経によるホルモン分泌の変化がもたらす、栄養状態への影響を理解する ―休憩― 3．体内のカルシウムの役割、および骨代謝とカルシウムの関係を理解する	● バズセッションまたは6－6式討議法を用いた意見交換を行わせる。 ● 身体の生理的な変化とメカニズムを解説する。 　・女性ホルモンの変化と栄養との関連 ● 解説担当者は医師（または保健師）とし、専門的知識のない対象者にもわかりやすい解説を心がける。 ● カルシウム代謝への影響と骨密度を解説する。 　・カルシウムの働き 　・骨代謝とカルシウム	講習資料 Power Point
まとめ 10分	15:20 ～ 15:30	1．女性ホルモンとカルシウム代謝の関係を理解する 2．理解度の確認 3．挨拶	● 講習内容をまとめたプリントを配付し、理解を促す。 ● 次回講習の概要等を告知しておく。	要点をまとめたプリント
企画評価		更年期の身体特性、栄養特性を把握したカリキュラムになっているか。		
経過評価		身体の状態的変化と予防のための食生活について理解できたか。		
影響評価		研修内容（調理・運動）について実践できているか。		
結果評価		日常の身体活動量の増加、食生活改善が定着しているか。		

【第2部のワークで使用する参考資料およびツール】
ガイドライン・手引き等
- 厚生労働省「日本人の食事摂取基準」（2020年版）
  https://www.mhlw.go.jp/content/10904750/000586553.pdf
- 厚生労働省「妊娠中と産後の食事について」
  https://www.mhlw.go.jp/seisakunitsuite/bunya/kodomo/kodomo_kosodate/boshi-hoken/ninpu-02.html
- 厚生労働省「妊産婦のための食事バランスガイド」
  https://www.mhlw.go.jp/houdou/2006/02/dl/h0201-3b02.pdf
- 厚生労働省「妊娠期の至適体重増加チャート」
  https://www.mhlw.go.jp/houdou/2006/02/h0201-3a.html
- 農林水産省「『食事バランスガイド』について」2010年
  http://www.maff.go.jp/j/balance_guide/
- 農林水産省「『食事バランスガイド』で実践 毎日の食生活チェックブック」
  http://www.maff.go.jp/j/syokuiku/pdf/check_book.pdf
- 厚生労働省「授乳・離乳の支援ガイド」（2019年改定版）
  https://www.mhlw.go.jp/content/11908000/000496257.pdf
- 厚生労働省「保育所保育指針」2017年
  https://www.mhlw.go.jp/file/06-Seisakujouhou-11900000-Koyoukintoujidoukateikyoku/0000160000.pdf
- 文部科学省「幼稚園教育要領」2017年
  http://www.mext.go.jp/component/a_menu/education/micro_detail/__icsFiles/afieldfile/2018/04/24/1384661_3_2.pdf
- 内閣府・文部科学省・厚生労働省「幼保連携型認定こども園教育・保育要領」2017年
  https://www8.cao.go.jp/shoushi/kodomoen/pdf/kokujibun.pdf
- 厚生労働科学研究班「食物アレルギーの栄養指導の手引き2017」
  https://www.foodallergy.jp/wp-content/themes/foodallergy/pdf/nutritionalmanual2017.pdf
- 厚生労働省「健やか親子21（第2次）」
  http://sukoyaka21.jp/
- 厚生労働省「保育所におけるアレルギー対応ガイドライン（2019年改訂版）」
  https://www.mhlw.go.jp/content/000511242.pdf
- 文部科学省「小学校学習指導要領」2017年
  http://www.mext.go.jp/component/a_menu/education/micro_detail/__icsFiles/afieldfile/2019/09/26/1413522_001.pdf
- 文部科学省「食に関する指導の手引き（第2次改訂版）」2019年
  http://www.mext.go.jp/a_menu/sports/syokuiku/1292952.htm
- 厚生労働省「介護予防マニュアル（改訂版：平成24年3月）について」
  http://mhlw.go.jp/topics/2009/05/tp0501-1.html

統計・調査・白書等
- 厚生労働省「乳幼児栄養調査」
  https://www.mhlw.go.jp/toukei/list/83-1.html
- 農林水産省「食育白書」
  http://www.maff.go.jp/j/wpaper/index.html
- 文部科学省「学校保健統計調査」
  http://www.mext.go.jp/b_menu/toukei/chousa05/hoken/1268826.htm
- 厚生労働省「国民健康・栄養調査」
  https://www.mhlw.go.jp/bunya/kenkou/kenkou_eiyou_chousa.html

● 内閣府「高齢社会白書」

　　http：//www8.cao.go.jp/kourei/whitepaper/index-w.html

● 厚生労働省「国民栄養の現状」

　　http：//www.nibiohn.go.jp/eiken/chosa/kokumin_eiyou/

● 厚生労働省「人口動態調査」

　　https：//www.mhlw.go.jp/toukei/list/81-1.html

● 厚生労働省「国民生活基礎調査」

　　https：//www.mhlw.go.jp/toukei/list/20-21.html

● 厚生労働省「患者調査」

　　http：//www.mhlw.go.jp/toukei/list/10-20.html

● 総務省統計局「家計調査年報」

　　https：//www.stat.go.jp/data/kakei/npsf.html

● 農林水産省「食料・農業・農村白書」

　　http：//www.maff.go.jp/j/wpaper/w_maff/h30/

【第2部：引用文献・参考文献】

1）管理栄養士国家試験教科研究会編『管理栄養士受験講座　栄養教育論』第一出版　2007年

2）管理栄養士国家試験教科研究会編『管理栄養士受験講座　応用栄養学』第一出版　2007年

3）平松祐司『妊娠とメタボリックシンドローム―妊娠中の栄養の母児への影響―』日本栄養士会雑誌51巻3号　2008年　pp.8-11

4）日本栄養士会監　武見ゆかり・吉池信男編『「食事バランスガイド」を活用した栄養教育・食育実践マニュアル（第2版）』第一出版　2007年　pp.92-102

5）厚生労働省子ども家庭局母子保健課「国における母子保健対策―特に子育て世代包括支援センターについて―」

　　http：//www.phcd.jp/02/kensyu/pdf/2017_temp03_2.pdf

6）酒井映子・相良多喜子・五十嵐福代・熊沢昭子編『新しい栄養指導演習』医歯薬出版　1999年　pp.91-94

7）「学校保健ニュース（中学生版）」第1483、1485、1487、1489号　インタープレス　2009年

8）桑守豊美・志塚ふじ子編『五訂　ライフステージの栄養学　理論と実習』みらい　2015年

9）岸田典子・菅淑江編『ウエルネス栄養教育・栄養指導論（第4版）』医歯薬出版　2007年

10）日本老年医学会編『改訂版老年医学テキスト』メディカルビュー社　2002年

11）齋藤禮子編『改訂　栄養教育・指導演習』建帛社　2010年

12）齋藤禮子・豊瀬恵美子編『栄養教育論―栄養の指導―』学建書院　2010年

13）坂野雄二・前田基成編『セルフエフィカシーの臨床心理学』北大路書房　2002年

14）森谷繁「「健康のための行動変容」における「健康行動理論」の有用性の検討」『天使大学紀要』天使大学　2007年　pp.7-14

15）日本道徳性心理学研究会編『道徳性心理学』北大路書房　2002年

16）Bandura,A. 1986 Sosial foundation of thought andaction：A Social coguinitive theory. Englewood Cliffs、390-453

17）今井孝成、高松伸枝、林典子『新版　食物アレルギーの栄養指導』医歯薬出版株式会社　2018年

18）鈴木志保子『スポーツ栄養マネジメント』日本医療企画　2011年　pp.11-22

19）樋口満編著『新版コンディショニングのスポーツ栄養学』市村出版　2010年　pp.26-27

20）気象庁「気象庁長官記者緊急会見要旨」（平成30年7月18日）

　　https：//www.jma.go.jp/jma/kishou/tyoukan/2018/dg_20180718.html

21）Thomas DT, Wrdman KA, Burke LM「Position of the Academy of Nutrition and Dietetics」Dietitians of Canada, and the American College of Sports Medicine『Nuttition and Atheleteic Performance』J Acad Nutr Diet.116 2016, pp.501-528

22）日本スポーツ協会『スポーツ活動中の熱中症予防ガイドブック』日本スポーツ協会　2013年

第3部
特定健診・保健指導実習

第3部ではメタボリックシンドロームの概念を導入した特定健康診査・特定保健指導（以下「特定健診・保健指導」）の流れや、保健指導を行う対象者の抽出方法について学ぶ。

対象者が自らの食生活や運動・身体活動などの生活習慣を振り返り、危険因子となる悪い生活習慣を改善し、発症リスクを低下させるための行動目標の設定や、行動変容を促す働きかけを行うには、身体状況や検査成績と深い関係にある生活習慣やエネルギー出納の適正化の方法等をしっかり理解し、対象者に説明できることが必要である。その方法を演習やロールプレイングにより学ぶ。

医療機関に訪れる患者指導とは異なり、健康観が強く、行動変容に対しモチベーションの低い対象者もある。また、短い時間に信頼関係を築き、行動変容まで結び付ける指導を行うためにも、第1部で学んできたカウンセリングや行動科学の理論モデルを用いた技法を個人指導やグループ指導に活用する。

UNIT 3-1　対象者の階層化と保健指導の準備

1　対象者の階層化

実習・演習の目標

　特定健診・保健指導のプロセスを通し、対象者への支援のあり方を学ぶ。特定健診受診者の階層化を行い、保健指導対象者の選定方法を習得する。

☑ **事前にチェック！**

- □　特定健診・保健指導の概要を理解しているか。
- □　保健指導対象者の選定の方法を理解しているか。
- □　動機付け支援、積極的支援の内容を理解しているか。
- □　健診検査項目の保健指導判定値、および受診勧奨判定値を理解しているか。

Work 3-1-1

健診データをもとに、階層化を行おう　　　　　　　【推奨時間：45分】

●**用意するもの**（参考資料・ツール）

①A町の特定健康診査結果

　　ファイル名：UNIT 3-1.xlsx　シート名：ワークシート3-1-1

②厚生労働省「標準的な健診・保健指導プログラム（平成30年度版）」

　　http://www.mhlw.go.jp/stf/seisakunitsuite/bunya/0000194155.html

●**ワークの手順**

①腹囲とBMIで内臓脂肪蓄積のリスクを判定する。**ワークシート3-1-1**のステップ①欄に（1）もしくは（2）を記入する。

・腹囲　男性85 cm以上、女性90 cm以上　　→（1） ・腹囲　（1）以外かつBMI≧25 kg/m²　　→（2）

②追加リスクの数の判定と特定保健指導の対象者の選定を行う。次の❶～❺より追加

リスクをカウントし、ステップ②欄に記入する。

> ❶空腹時血糖：100 mg/dL以上またはHbA1c（NGSP）：5.6％以上
> ❷中性脂肪：150 mg/dL以上またはHDLコレステロール：40 mg/dL未満
> ❸収縮期血圧：130 mmHg以上または拡張期血圧：85 mmHg以上
> ❹質問票：喫煙歴あり
> ❺質問票：❶、❷または❸の治療に係る薬剤を服用している
>
> 注：喫煙歴は❶～❸のリスクが1つ以上の場合にのみカウントする。

③支援レベルを決定する。支援レベルを支援レベル欄に記入する。

> （1）の場合　　　　　　　　　　　（2）の場合
> 　❶～❹のリスクのうち追加リスク　　　❶～❹のリスクのうち追加リスク
> 　2以上は積極的支援　　　　　　　　3以上は積極的支援
> 　1は動機付け支援　　　　　　　　　1または2は動機付け支援
> 　0は情報提供　　　　とする　　　　0は情報提供　　　　とする

（例外的対応等）

○65歳以上75歳未満の者については、日常生活動作能力、運動機能等を踏まえ、QOLの低下予防に配慮した生活習慣の改善が重要であること等から、「積極的支援」の対象となった場合でも「動機付け支援」とする。

○降圧薬等を服薬中の者については、保険者による特定保健指導は義務とはされていない。

ポイント&アドバイス

1——特定健診・保健指導の流れの把握

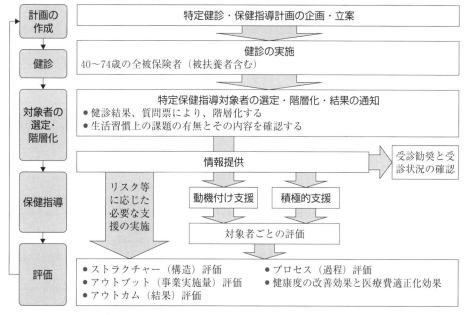

図3－1－1　標準的な健診・保健指導計画の流れ
資料：厚生労働省健康局「標準的な健診・保健指導プログラム（平成30年度版）」より作成

2──特定健康診査の健診項目

表3-1-1　健診検査項目の保健指導判定値および受診勧奨判定値

番号	項目名	保健指導判定値	受診勧奨判定値	単位
1	収縮期血圧	130	140	mmHg
2	拡張期血圧	85	90	mmHg
3	中性脂肪	150	300	mg/dL
4	HDLコレステロール	39	34	mg/dL
5	LDLコレステロール	120	140	mg/dL
6	Non-HDLコレステロール	150	170	mg/dL
7	空腹時血糖	100	126	mg/dL
8	HbA1c（NGSP）	5.6	6.5	%
9	随時血糖	100	126	mg/dL
10	AST（GOT）	31	51	U/L
11	ALT（GPT）	31	51	U/L
12	γ-GT（γ-GTP）	51	101	U/L
13	eGFR	60	45	ml/分/1.73㎡
14	血色素量 （ヘモグロビン値）	13.0（男性） 12.0（女性）	12.0（男性） 11.0（女性）	g/dL

資料：図3-1-1に同じ

3──保健指導の内容

表3-1-2　階層化別保健指導の実施内容

＜情報提供＞

支援形態	健診受診者全員を対象。対象者や保険者の特性に合わせ、支援手段を選択。
支援内容	健診結果から自らの身体状況を確認し、生活習慣を見直すきっかけとなるような情報を提供する。画一的な情報の提供でなく、対象者個人に合わせた情報の提供を行う。

＜動機付け支援＞

支援形態	対象者への原則1回の初回面接支援、1人20分以上の個別支援またはおおむね80分以上のグループ支援（1グループはおおむね8名以下）。3か月後の実績評価を面接または通信で実施。
支援内容	健診結果から身体状況を理解し、生活習慣との関連が認識できるための内容。健康的な生活習慣へ行動変容の必要性を理解するための内容。具体的、かつ実現可能な行動が選択できるような支援を行いながら、行動目標、行動計画を策定できるよう支援する。

＜積極的支援＞

支援形態	初回面接による支援と3か月以上の継続的支援が必要。面接や電話、電子メール、FAX、手紙等を利用した180ポイント以上の保健指導を行い、3か月後の実績評価と面接または通信で実施。
支援内容	動機付け支援に加え、定期的、継続的な支援により、対象者が自らの生活習慣を振り返り、行動目標の達成に向けた実践に取組み、支援プログラム終了後にもその生活が継続できるよう支援する。

資料：図3-1-1に同じ

表３－１－３　積極的支援における支援方法と支援ポイント

支援形態		基本的なポイント	最低限の介入量	ポイントの上限
個別支援	A	5分20ポイント	10分	1回30分以上実施した場合でも120ポイントまで
	B	5分10ポイント	5分	1回10分以上実施した場合でも20ポイントまで
グループ支援		10分10ポイント	40分	1回120分以上実施した場合でも120ポイントまで
電話支援	A	5分15ポイント	5分	1回20分以上実施した場合でも60ポイントまで
	B	5分10ポイント	5分	1回10分以上実施した場合でも20ポイントまで
電子メール支援 (電子メール、FAX,手紙等)	A	1往復40ポイント	1往復	
	B	1往復5ポイント	1往復	

表３－１－４　保健指導の評価方法

「個人」に対する評価	肥満度や検査データの改善度、また、行動目標の達成度、生活習慣の改善状況等から評価する。
「集団」に対する評価	地域や事業所単位で、健診結果の改善度や、禁煙や身体活動等の生活習慣に関する改善度を、集団として評価する。
「事業」に対する評価	健診・保健指導の事業として事業のプロセスを評価する。

注：評価は「個人」「集団」「事業」「最終評価」を対象として行うものであるが、事業全体を総合的に評価することも重要。

2　エネルギー収支バランスの適正化へ向けて

実習・演習の目標

　内臓脂肪の過剰蓄積を、エネルギーの摂取量および消費量のバランスで調整するには、食事や運動をどう変えたらよいかを具体的に説明できる。

☑ 事前にチェック！

　□　メタボリックシンドロームについて理解しているか。

　□　内臓脂肪の蓄積と関係の深い検査項目について理解しているか。

　□　運動・身体活動による消費エネルギーの算出の方法を理解しているか。

　□　食品の成分、調理法、調味料による油の含有量の差を理解しているか。

Work 3 - 1 - 2

目標達成のために削減するエネルギー摂取量の計算、およびその削減方法を検討し、行動目標設定への導き方を学ぼう　　　　　　　　【推奨時間：90分】

●**用意するもの**（参考資料・ツール）

①内臓脂肪減少のための目標設定

　　ファイル名：UNIT 3 - 1.xlsx　シート名：ワークシート 3 - 1 - 2

②厚生労働省「健康づくりのための身体活動基準2013」

　　http://www.mhlw.go.jp/stf/seisakunitsuite/bunya/kenkou_iryou/kenkou/undou/

③国立保健医療科学院「保健指導における学習教材集（確定版）」

　　http://www.niph.go.jp/soshiki/jinzai/koroshoshiryo/kyozai/index.htm

●**ワークの手順**

①ワークシート 3 - 1 - 2 を用いて、3 か月後の評価までの目標体重を決定する。

②目標までに削減すべきエネルギー量を 3 か月、1 か月、1 日あたりで算出する（計算結果：A）。

③20分歩いた場合の消費エネルギーを、メッツ値（UNIT 1 - 2 参照）を用いて算出する（計算結果：B）。ウォーキング以外についてもシミュレーションする。

④食事において削減するエネルギー量を算出する（A - B）。

⑤身体活動と食生活の行動目標をそれぞれ立てる。

ポイント&アドバイス

1──摂取エネルギー削減における各種目安

　体重約 1 kg（腹囲 1 cm）を減らすには、エネルギー約7,000 kcalの消費（削減）が必要となる。「食材の種類・部位」「調理法」「外食の選び方」などいろいろなパターンについて、エネルギーの削減を検討する（表 3 - 1 - 5 〜 3 - 1 - 8）。

表３－１－５　油脂の含有量およびそれに伴うエネルギー量の比較

<調理方法による油の含有量の差（えび40 gを調理した場合）>

調理方法	ソテー	唐揚げ	てんぷら	フライ
含有油量（g）	2	3	4	5
エネルギー（kcal）	50	60	110	120

資料：「栄養と料理」家庭料理研究グループ編『知って得する調理のためのベーシックデータ』女子栄養大学出版部　1997年

<肉の部位による脂肪量の差（豚肉60 gを比較して）>

部位	ヒレ	もも （皮下脂肪なし）	ロース （脂肪つき）	バラ （脂肪つき）
脂質（g）	2.2	3.6	11.5	21.2
エネルギー（kcal）	78	89	158	237

資料：文部科学省「日本食品標準成分表2015年版（七訂）」

<魚の種類による脂肪量の差（魚60 gを比較して）>

種類	いか	さば	鯛（養殖）	マグロ（脂身）
脂質（g）	0.6	10.1	5.6	4.5
エネルギー（kcal）	51	148	106	104

資料：文部科学省「日本食品標準成分表2015年版（七訂）」

<調味料による油の含有量の差とエネルギー量>

種類	マヨネーズ （大さじ１）	フレンチドレッシング （大さじ１）	和風ドレッシング （大さじ１）	ノンオイルドレッシング （大さじ１）
脂質（g）	9.1	7.1	3.1	0
エネルギー（kcal）	85	69	34	12

資料：文部科学省「日本食品標準成分表2015年版（七訂）」

<主な料理（主食）の脂質量とエネルギー量>

料理名	エネルギー（kcal）	脂質（g）
カツ丼	865	32.5
カレーライス	761	24.9
炒飯	696	31.1
天ぷらうどん	638	18.6
ミックスサンドイッチ	545	28.7
焼きそば	539	17.2
スパゲッティナポリタン	518	9.8
親子丼	511	6.4
ざるそば	432	3.1
ラーメン	426	4.8
ピザトースト	335	13.7
ごはん（軽く１杯）	168	0.3

料理名	エネルギー（kcal）	脂質（g）
若鶏の唐揚げ弁当	934	31.2
おにぎり幕の内	670	18.2
チーズバーガー１個	303	12.9

資料：『五訂増補毎日の食事のカロリーガイド（コンビニ編）』女子栄養大学出版部　2008年

資料：フードガイド（仮称）検討委員会

食品名	目安量	重量 (g)	エネルギー (kcal)	食品名	目安量	重量 (g)	エネルギー (kcal)
ところてん	1 皿	110	3	シュークリーム	1 個	90	210
ゼリー	1 個	40	60	クッキー	5 枚	50	220
あめ	3 個	20	80	どら焼き	1 個	85	240
チョコレート	1/4枚	15	80	せんべい	2 枚	85	245
まんじゅう	1 個	35	90	チョココルネ	1 個	65	245
カステラ	1 切	50	160	ジャムパン	1 個	80	295
ポテトチップス	小1袋	30	160	デニッシュ	1 個	100	295
あんぱん	1 個	60	170	チーズケーキ	1 個	100	350
プリン	1 個	110	170	ショートケーキ	1 個	150	390
練りようかん	1 切	60	170	アイスクリーム	1 皿	155	400
クリームパン	1 個	60	180	メロンパン	1 個	120	460
あんみつ	1 皿	155	190				

資料：㈳日本栄養士会監、武見ゆかり・吉池信男編『「食事バランスガイド」を活用した栄養教育・食育実践マニュアル（第2版）』第一出版　2007年

表3－1－7　アルコール類のエネルギー量

食品名	目安量	重量 (mL)	エネルギー (kcal)	食品名	目安量	重量 (mL)	エネルギー (kcal)
ビール	普通サイズ缶	350	141	ウーロンハイ	中ジョッキ	500	219
生ビール	中ジョッキ	500	202	酎ハイ	普通サイズ缶	350	278
発泡酒	普通サイズ缶	350	159	ワイン（赤）	グラス1杯	100	73
発泡酒	ロング缶	500	227	ワイン（白）	グラス1杯	100	73
日本酒	1 合	180	185	ウイスキー	シングル1杯	30	68
焼酎	1 合	180	252	梅酒（ロック）	グラス1杯	70	113
焼酎	湯割大グラス	350	253				

注：日本食品標準成分表に「100 gに対応するml量及び100 mlに対応するg量」の表記があるものについてはそれぞれ単位変更に伴う換算を行っている。
資料：文部科学省「日本食品標準成分表2015年版（七訂）」

表3－1－8　嗜好飲料類のエネルギー量

食品名	容量 (mL)	エネルギー (kcal)
コーラ	350	150
コーラ	500	215
サイダー	500	210
缶コーヒー	250	95
スポーツドリンク	500	135
オレンジジュース	350	140
カルピスウォーター	350	154

資料：香川芳子監『会社別・製品別 市販加工食品成分表』女子栄養大学出版部　2005年

2──内蔵脂肪蓄積に影響しやすい生活習慣や食環境の把握

　内臓脂肪蓄積に関係あるものはエネルギー収支バランスだけではない。食習慣、食環境や生活スタイル等も影響しやすい。

◇◆コラム◆◇

コミュニケーション能力

　個別面接であろうとグループ面接であろうと、短い面接の時間に相手と信頼関係を構築し、気づきを促し行動計画を立て、実践意欲を促すためにはコミュニケーション能力が欠かせない。面接という生のコミュニケーションを毎回うまく図るということは難しいことである。

　個別面接の初回面接では最初の数分に、どんな考えをもった人なのか、どんな気持ちでここにいるのか、何を私に期待しているのか、どの程度の話をすればよいのか等を汲み取る「人」をみる目を備えることが大事である。グループ面接であれば、どんな人の集まりなのか、自分の計画したとおりに進めてよい集団なのか、その場の空気を読み取り、それに対応できる力も必要になる。

　カウンセリングの項で学ぶ表情や動作といった非言語的表現を実際の指導の場で応用することも大事であるが、このような技術は一夜にして備わるものではない。日常の生活の中で、初対面の人に会って感じのよい応対を経験したり、相手の人と、とてもよい言葉のやりとりができたら、その理由を具体的に考えてみたり、他人の話し方や振る舞いを観察したり、不快な応対を経験したら、その理由やどのようにすればよかったのかメモしてみる。日頃からスキルアップのための訓練をしておくことが大切であり、自分自身がよい生活の実践者になることが何よりも大切である。

　管理栄養士・栄養士は、「物」から「人」を対象とする専門職として位置づけられている。常日頃からのコミュニケーション能力を向上させるため、研鑽をつんでいく必要がある。

UNIT 3-2 初回面接時支援

1 個別支援（動機付け支援）のロールプレイング

実習・演習の目標

どのような働きかけをすれば対象者が自らの生活習慣の課題に気づき、自らの行動目標を決定し、行動化への意識づけができるかについて、ロールプレイングを通してその方法を習得する。

☑ **事前にチェック！**

  □　行動科学、行動療法、カウンセリングスキルを理解しているか。

Work 3-2-1

30分で行う保健指導を想定し、ロールプレイングを行おう

【推奨時間：90分】

●**用意するもの**（参考資料・ツール）
①保健指導モデル事例(1)：質問票回答例
　　ファイル名：UNIT 3 -2.xlsx　シート名：ワークシート 3 - 2 - 1
②保健指導におけるアセスメント
　　ファイル名：UNIT 3 -2.xlsx　シート名：ワークシート 3 - 2 - 2
③ロールプレイング評価表（自己評価）
　　ファイル名：UNIT 3 -2.xlsx　シート名：ワークシート 3 - 2 - 3
④ロールプレイング評価表（総括）
　　ファイル名：UNIT 3 -2.xlsx　シート名：ワークシート 3 - 2 - 4
⑤国立保健医療科学院「保健指導における学習教材集（確定版）」
　　http://www.niph.go.jp/soshiki/jinzai/koroshoshiryo/kyozai/index.htm

表３－２－１　保健指導モデル事例(1)

氏名：○○○○	年齢：50歳	性別：男性	職業：会社員（係長）、事務的な仕事
家族：妻（50歳）、娘２人（高校３年、１年）		病歴：自覚症状は全くなし。去年も似たような検査結果であった。	

＜検査値＞

身長 172.0 cm	体重 71.0 kg	BMI 24.0 kg/m²		腹囲 91 cm
収縮期血圧 128 mmHg	拡張期血圧 79 mmHg	中性脂肪 202 mg/dL	HDLコレステロール 61.0 mg/dL	LDLコレステロール 135 mg/dL
尿酸 6.4 mg/dL	空腹時血糖 98 mg/dL	HbA1c 5.0 %	AST 20 IU/L	ALT 21 IU/L
γ-GT 25 U/L	ヘモグロビン 14.0 mg/dL			

＜生活習慣＞

		時間	内容
食事	朝食	６時半	ご飯１杯、具だくさん味噌汁、納豆、漬物
	昼食	12時	弁当持参　※娘の弁当が中心なので揚げ物や肉類が多い
	夕食	21時以降	酒の肴として主菜が２品、副菜２品以上 ※毎日発泡酒350 mLを２本
	・残業が多く、帰宅が遅く、家族の食事が終わっており、夕食は休みの日以外ほとんど１人でする。 ・妻は料理好きで酒の肴としていろいろなメニューを準備してくれる。おいしい食事を何時もたっぷり食べることができ幸せだと感じている。 ・食事内容は妻任せで自分では深く考えたことがない。		
喫煙	なし		
運動	・通勤は車。 ・歩くことはほとんどない。昨年の健診の後、しばらくの間歩いていたが続かなかった。 ・休日は誘われればたまにゴルフに行くが運動は何もしていない。		
その他	・自覚症状は全くない。去年も似たような検査結果であった。 ・少し太ってはきたが健康そのものと思っており、保健指導の対象者になったことが納得いかない様子。 ・妻も少々太り気味であるが、今回の保健指導対象者にはなっていない。		

●ワークの手順

１．ロールプレイングの準備

①健診結果（表３－２－１）と質問票回答例（ワークシート３－２－１）をもとに、対象者のアセスメントを行う（ワークシート３－２－２）。

❶健診結果から支援レベルを決定する（階層化）。

❷健診結果と質問票から得られた生活習慣（食事、運動）等の問題点を記入する。

❸行動変容の準備状態を記入する。

❹保健指導実施内容を記入する。

❺準備しておく教材等の検討をする。

❻各班で配役を決める（指導者（管理栄養士）役3人：A・B・C（10分の各手順ごとに交代）、対象者役1人、タイムキーパー1人、それ以外は観察者）。

❼対象者役は、表3－2－1から対象者の生活習慣を確認する。指導者役は、**ワークシート3－2－3**のA、B、Cのチェックポイントを確認する。

２．ロールプレイングの実施（保健指導30分）

① 1回目（最初の10分）

❶指導者役は、さわやかな挨拶、自己紹介後、保健指導の対象者になった理由、保健指導を行う目的を説明し、同意を得る。

❷カウンセリングを進めながら、行動変容ステージを確認する。

❸ライフスタイルから問題点を発見する。

❹タイムキーパーの合図で、10分たったら途中でも中断する。評価表（**ワークシート3－2－3**）（流れ〈A〉）によりそれぞれが評価を行う。

② 2回目（次の10分）：指導者役を交代し、①と同様にロールプレイングを行う。

想定した課題についての説明を行い、対象者にとっての課題の確認、優先課題を本人とともに決定することをこの項の到達目標とする。

❶健診結果やアセスメント結果から、想定した課題について身体変化や生活習慣との関連を説明し、対象者の理解度や意欲、行動変容の準備状態を確認する。

❷生活改善で得られるメリットと現在の生活を継続することで発生するデメリットを説明し、生活習慣の必要性を実感できるように導く。

❸対象者にとっての課題を一緒に確認・協議し、優先課題を共有する。新たな情報があれば、**ワークシート3－2－2**に書き込む。

❹タイムキーパーの合図で終了し、評価表（**ワークシート3－2－3**）（流れ〈B〉）によりそれぞれが評価を行う。

③ 3回目（最後の10分）：指導者役を交代し、①②と同様にロールプレイングを行う。

優先課題を解決するための保健指導を実施する。対象者とともに行動目標を設定し、今後の支援の方法を説明する。

❶対象者が前向きな自己決定ができるよう支援する。

❷Work3－1－2を参考に、1日の削減目標エネルギーを示し、食事と運動からのそれぞれの削減エネルギーを決める。

❸栄養・運動等の生活改善に必要な実践的指導を行う。

❹達成可能な、より具体的な行動目標を対象者とともに設定する。その際、行動化への意識づけを行う（設定した目標の掲示や家族への宣言等）。

❺必要な社会資源の紹介や、体重・腹囲測定等の指導を行う。

❻継続することの重要性および次回支援について説明する。データ管理の同意を得る。

❼タイムキーパーの合図で終了し、評価表（**ワークシート３－２－３**）（流れ〈C〉）でそれぞれが評価を行う。

３．ロールプレイングの評価

①観察者、対象者役を交えてお互いに感想を述べ合い、評価表（**ワークシート３－２－４**）に沿ってロールプレイングの振り返り・まとめを行う。

・指導者役は自分の反省や難しかった点について意見を述べる

・対象者役は指導者役の信頼関係の作り方（態度や発言、設問の仕方や内容）が適切であったか、しっかり聴いてもらえたかどうか等の意見を伝える

・観察者は管理栄養士のなりきりや、対象者との関係づくり、行動変容ステージに合った内容であったか等を述べる

ポイント＆アドバイス

１──ロールプレイングの際の留意点

①ロールプレイングを始める前に、ワークの手順を一通り読み、ロールプレイングの進め方を各自が理解し、それぞれの配役になりきる準備をしておく。

②机、いすの配置について話し合う。

③指導者役、対象者役は、しっかりその役になりきる。

④ロールプレイングは10分をひと区切りとし、指導者役を交代する。タイムキーパー役は、10分経過したら途中でもロールプレイングを中断させる。

２──保健指導の際の留意点（UNIT１－７を参照）

①指導者役は、カウンセリングの基本を取り入れながら、信頼関係構築のための話しやすい雰囲気づくりや話し方、話の内容を意識する。

②対象者の理解度、準備状況を確認する。

③わかりやすい言葉で実践に結び付く内容の指導をする。

④適切な教材、社会資源の紹介、記録表等を準備しておく。

⑤課題の抽出にあたっては、対象者と一緒に確認・共有する。

⑥対象者の実践可能な行動目標を決定する。

2　個別支援（積極的支援）のロールプレイング

実習・演習の目標

　具体的な食事・運動等の指導媒体や記録表等を活用しながら行動目標・行動計画の決定に結び付ける方法を学ぶ。継続的な支援に結び付ける方法を習得する。

☑ **事前にチェック！**

　□　内臓脂肪を減らすための削減エネルギーの算出の方法を理解しているか。

　□　行動目標決定を促すために必要な媒体や記録表の確認をしているか。

　□　モニタリング方法を理解しているか。

　□　継続支援の形態や必要なポイントを確認しているか。

Work 3 - 2 - 2

保健指導を想定し、ロールプレイングを行おう

【推奨時間：90分】

●**用意するもの**（参考資料・ツール）

①保健指導における学習教材集（確定版）

②ワークシート3－2－2、3－2－3、3－2－4（Work 3－2－1に同じ）

③保健指導モデル事例(2)：質問票回答例

　ファイル名：UNIT 3 －3. xlsx　シート名：ワークシート3－2－5

●**ワークの手順**

①健診結果（表3－2－2）と質問票回答例（**ワークシート3－2－5**）をもとに、Work 3－2－1の手順①と同様、ロールプレイングの準備をする。対象者役は表3－2－2をもとに役になりきる準備をする。

　❶事例(1)と同様に、健診結果と質問票回答例をもとに**ワークシート3－2－2**を作成する。

　❷配役は、指導者役1人、対象者役1人、タイムキーパー1人、それ以外は観察者となる。

　❸Work 3－2－1の事例(1)よりもさらに具体的な保健指導の戦略を練る。また、初回面接後の3か月以上の支援の形態についても話し合っておく。

②指導者役は、Work 3－2－1の「ロールプレイングの実施」①～③を1人30分で行う。対象者との信頼関係づくり、アセスメント、気づきの促し、行動変容を促す

表 3－2－2　保健指導モデル事例⑵

氏名：○○○○	年齢：50歳	性別：女性	職業：スーパーのパート職員
家族：夫（55歳）、子ども 2 人は昨年から別居		病歴：なし	

＜検査値＞

身長 153.2 cm	体重 62.6 kg	BMI 26.7 kg/m²		腹囲 95.0 cm
収縮期血圧 139 mmHg	拡張期血圧 84 mmHg	中性脂肪 196 mg/dL	HDLコレステロール 50.1 mg/dL	LDLコレステロール 139 mg/dL
尿酸 6.4 mg/dL	空腹時血糖 120 mg/dL	HbAlc 5.6 %	AST 28 IU/L	ALT 19 IU/L
γ-GT 50 U/L	ヘモグロビン 14.5 mg/dL			

＜生活習慣＞

		時間	内容
食事	朝食	6 時半	メロンパン 1 個、豆乳コップ 1 杯、温泉卵 1 個、リンゴ半分程度の果物
	昼食	12時	おにぎり 2 個（自宅から持参） 勤め先の総菜コーナーで揚げ物、煮物などを購入。
	間食	15時	毎日職場で 3 時の休憩時間におやつを食べる習慣あり。
	夕食	19時前後	煮物類や炒め物が多い。刺身は 1 日おき。 毎日晩酌に20度の焼酎を150 mL
	●昨年から 2 人の子どもが別居して、夫婦だけになったので食事作りが面倒と感じるようになり、時間をかけないようになってきた。 ●メニューに変化がなくなったと感じている。 ●おやつをがまんしようと思うこともあるが、皆に断り切れず出されたものを食べている。		
喫煙	なし		
運動	●出勤は自転車。 ●歩くことはほとんどない。休日は疲れているので外には出ず、ガーデニングかテレビを見ている時間が多い。運動は嫌い。 ●子どもが別居してから、少し太ってきたので気にはなっているがまだ何もしていない。		
その他	●疲れやすく、本人は更年期障害かと思っている。医療機関受診はなし。 ●昨年より体重が 4 kg増加。		

保健指導を実施し、目標を設定するまでの流れを意識しながら行う。積極的支援では 3 か月以上の継続支援や中間評価があることも意識する。

③各自、評価、ロールプレイングの振り返り、まとめを行う（**ワークシート 3－2－3**）。

④**ワークシート 3－2－4**の評価表に沿って、グループの反省、まとめを行う。

❶保健指導の準備（問題点の抽出、行動変容の準備状態、保健指導内容（案）等）

は十分であったかどうかの振り返りを行う。

❷ロールプレイングの進め方はどうであったか、**ワークシート３－２－３**の流れ〈A〉〈B〉〈C〉について話し合う。

❸❶❷や、指導者役、対象者役の感想、改善点、難しかった点なども発表する。

● ポイント&アドバイス

●──保健指導の際の留意点

①Work３－１－２を参考に、１日の削減目標エネルギー量を決定し、食事、運動からのそれぞれの削減エネルギーを決め、それに合った行動目標・行動計画を決める。

②腹囲や体重、血圧の測定等についてはモニタリング方法の説明を行う。

③３か月以上の支援の形態については、何を（面接、電話、電子メール、FAX、手紙等）、いつ頃に行うか対象者とともに決定し確認する。

④確認した支援方法・支援の時期・評価の時期について、対象者が忘れたり拒否されることも考えられるので、確認の方法を考える。

⑤３か月後の評価時に効果が出る支援の方法を意識して指導する。

◇◆コラム◆◇

生活習慣病に対する対策の困難さ

　特定保健指導の実施者として早期に介入し、行動変容につながる保健指導を行うことは容易なことではない。医療機関で栄養指導を行う対象者とは違い、主観的健康観が高い人や、現時点で生活を変えるメリットを感じておらず、まだ、たいしたことないと思っている人も多い。また、食生活を変えることの優先順位は低く、生活を維持することのほうが先で、指導を受ける時間はないと思っている人や、なかにはできるだけラクして、おいしいものを食べたいと思っている人も多い。

　対象者が主体的に取り組むよう気づきを促し、問題を解決できるよう補助的な役割を担いながら「行動変容」につなげる支援を行うことが保健指導上の鍵となる。行動科学やカウンセリングの理論や応用を活かしたスキルが必要である。

食環境づくりにおける栄養教育・指導実習

第4部では食環境づくりにおける栄養教育・指導に関する課題を取り上げて、ヘルスプロモーションの推進に必要な知識と技術を習得することを目標とする。

健康づくりのための食環境は「食物へのアクセスと情報へのアクセス、ならびに両者の統合」と定義されている（厚生労働省「健康づくりのための食環境整備に関する検討会報告書」）。食物へのアクセスとは、生産、加工、流通を経て消費者の食卓に至るフードシステム全体のことである。情報へのアクセスとは、健康、栄養、食生活に関連する情報、および情報の発信から入手に至る情報システム全体を意味している。

食物へのアクセスでは、食料自給率を高めるための方法の1つとして、食料の流通の視点からフードマイレージの試算を通して理解を深める。また、食品ロス統計調査データの分析を通して、食品ロスの軽減をどのように図るかを考え、実践できるようにする。

情報へのアクセスでは、フードファディズムの問題を取り上げ、管理栄養士・栄養士としての情報の発信と活用法を検証できるようにする。また、「食事バランスガイド」の推進のための方策を考えるために、SWOT分析法を取り上げて戦略の必要性を理解し、その方法を習得することをめざす。

食物へのアクセスと情報へのアクセスの統合では、地域における食育推進の実際を「食育弁当づくり」を通して学ぶことをねらいとする。

UNIT 4-1　食物へのアクセス

1　食料自給率向上への取り組みとしてのフードマイレージ

実習・演習の目標

　食料自給率についての対象者の意識を高め、食品の購入に際しての実践的活動に結びつける方法の1つとしてフードマイレージの考え方を理解し、その利用方法を習得する。

☑ **事前にチェック！**

□　日本の食料の生産・流通・消費のシステムを理解しているか。

□　食料需給表のわが国の自給率について供給カロリーベースと重量ベースから現状を把握しているか。

□　地産地消の考え方を理解しているか。

Work 4-1-1

輸入品と国産品のフードマイレージを比較検討しよう　　【推奨時間：135分】

　世界最大の食料輸入国である日本の現状を理解し、自給率を向上させる動機付けとして、輸入品と国産品のフードマイレージを試算して比較検討し、消費者行動の改善活動につながる具体的な方法を検討する

●**用意するもの**（参考資料・ツール）

①フードマイレージとは

　　ファイル名：UNIT 4 −1. xlsx　シート名：ワークシート 4 − 1 − 1

②国内産と国外産のフードマイレージの試算

　　ファイル名：UNIT 4 −1. xlsx　シート名：ワークシート 4 − 1 − 2

③世界白地図と日本白地図

④国内外の産地およびフードマイレージ試算のための70食品の輸送距離に関する資料

⑤模造紙、色鉛筆、定規（30 cm）、メモ用紙

⑥「フードマイレージ」について

食料・農業・農村政策審議会企画部会地球環境小委員会他合同会議資料（中田哲也作成）2008年

http：//www.maff.go.jp/j/council/seisaku/kikaku/goudou/06/pdf/data2.pdf

⑦農林水産省「食料需給表」

https：//www.maff.go.jp/j/zyukyu/fbs/

⑧フードマイレージ関連の参考書籍等（以下参考例）

中田哲也『フード・マイレージ　新版―あなたの食が地球を変える―』日本評論社　2018年

中田哲也「日本の輸入食料のフード・マイレージの変化とその背景―フード・マイレージからみた食料輸入構造の変化に関する考察―」『フードシステム研究』第18巻3号　日本システム学会　2011年　pp.287-290

山下惣一他編『食べ方で地球が変わる―フードマイレージと食・農・環境―』創森社　2007年

「フード・マイレージ資料室」（中田哲也ホームページ）

https：//food-mileage.jp/2018/01/

「フードマイレージを学ぶ―優しい暮らしづくりの実践　食と交通と環境」（フードマイレージ教材化研究会ホームページ）

http：//www.aozora.or.jp/foodmileage/

●ワークの手順

①フードマイレージの参考資料（「用意するもの」⑥⑧など）をもとにフードマイレージについて調べ、**ワークシート4－1－1**に記入する。

・フードマイレージの定義、および算出式
・フードマイレージのメリットとデメリット（限界）
・フードマイレージの活用方法

②表4－1－1にある70食品の中から料理を1品考える。料理に使用した食材について、**ワークシート4－1－2**を用いて国内産と国外産それぞれの場合のフードマイレージを試算する。

フードマイレージの計算式

食料の輸送量（t）×輸送距離（km）
　事例：小麦粉1kgのフードマイレージ
　　　　アメリカ・モンタナ州からでは…0.001（t）×10,362（km）≒10.4
　　　　北海道からでは……………………0.001（t）×　837（km）≒0.8

国外産は国内産の約13倍のフードマイレージとなる。

日本と世界の白地図に距離の直線を引き、数値を記入し、国内産と国外産のフー

表4－1－1　フードマイレージ試算のための輸送距離

(単位：km)

食品名	国外産	国	国内産	道県	距離の差	食品名	国外産	国	国内産	道県	距離の差
食パン	10362	米/モンタナ	837	北海道	9525	たまねぎ	10049	米/オレゴン	937	北海道	9112
小麦粉	10362	米/モンタナ	837	北海道	9525	にんじん	2082	中/山東	884	北海道	1198
パスタ	10003	伊/パルマ	837	北海道	9166	ピーマン	1320	韓国	868	宮崎	452
うどん	10362	米/モンタナ	837	北海道	9525	きゅうり	1329	韓国	74	群馬	1255
中華めん	10362	米/モンタナ	837	北海道	9525	トマト	1329	韓国	23	千葉	1306
そば	2051	中/浙江	925	佐賀	1126	かぼちゃ	11770	ニュージーランド	965	北海道	10805
牛肉	7801	濠/タスマニア	960	鹿児島	6841	キャベツ	2491	中/河北	268	愛知	2223
豚肉	12452	米/ノースカロライナ	960	鹿児島	11492	レタス	9096	米/カリフォルニア	122	長野	8974
鶏肉	4650	タイ/バンコク	960	鹿児島	3690	ほうれん草	2355	中/北京	34	千葉	2321
ソーセージ	12452	米/ノースカロライナ	56	茨城	12396	大根	2624	中/河南	796	北海道	1828
ハム	12452	米/ノースカロライナ	56	茨城	12396	れんこん	2718	中/湖北	60	茨城	2658
鮭	17202	チリ	1037	北海道	16165	ごぼう	2082	中/山東	60	茨城	2022
あじ干物	9404	オランダ	944	長崎	8460	アスパラガス	8117	濠/クイーンズランド	183	長野	7934
真あじ	9404	オランダ	944	長崎	8460	ブロッコリー	9096	米/カリフォルニア	259	愛知	8837
さば	9404	ノルウエイ	944	長崎	8460	ねぎ	2082	中/山東	21	千葉	2061
さんま	2281	台湾	837	北海道	1444	にら	2082	中/山東	100	栃木	1982
まぐろ	2650	台湾/高雄	306	宮城	2344	しいたけ	2082	中/山東	98	群馬	1984
うなぎ	2565	台湾/高雄	960	鹿児島	1605	しょうが	2082	中/山東	654	高知	1428
うなぎ蒲焼	2051	中/浙江	960	鹿児島	1091	にんにく	2082	中/山東	565	青森	1517
ほたて	2082	中/山東	1007	北海道	1075	たけのこ	2051	中/浙江	183	長野	1868
あさり	2082	中/山東	23	千葉	2059	こんにゃく	3525	中/四川	98	群馬	3427
しじみ	2051	中/浙江	608	島根	1443	マッシュルーム	2808	中/広東	544	岡山	2264
えび	4394	ベトナム	837	北海道	3557	グリンピース	10049	米/オレゴン	960	鹿児島	9089
いか	2051	中/浙江	564	青森	1487	とうもろこし	10325	米/ワシントン	930	北海道	9395
たこ	13126	モーリタニア	837	北海道	12289	りんご	9595	濠/タスマニア	549	青森	9046
ちくわ	6738	米/アラスカ	837	北海道	5901	オレンジ	9096	米/カリフォルニア	933	熊本	8163
ひじき	1329	韓国	944	長崎	385	レモン	9096	米/カリフォルニア	627	広島	8469
わかめ	2017	中/東南	432	岩手	1585	いちご	9096	米/カリフォルニア	97	栃木	8999
豆腐	10906	米/ノースダコタ	925	佐賀	9981	ぶどう	17202	チリ	116	山梨	17086
油揚げ	10906	米/ノースダコタ	925	佐賀	9981	さくらんぼ	9096	米/カリフォルニア	313	山形	8783
納豆	10906	米/ノースダコタ	925	佐賀	9981	もも	9096	米/カリフォルニア	98	山梨	8998
しょうゆ	10906	米/ノースダコタ	837	北海道	10069	うめ	1868	中/広東	451	和歌山	1417
味噌	10906	米/ノースダコタ	837	北海道	10069	ブルーベリー	11864	米/ミシガン	179	長野	11685
大豆	10906	米/ノースダコタ	837	北海道	10069	キウイフルーツ	11770	ニュージーランド	672	愛媛	11098
じゃがいも	10092	米/アイダホ	1007	北海道	9085	ワイン	9096	米/カリフォルニア	116	山梨	8980

資料：大地を守る会「フードマイレージ・キャンペーン」ホームページより作成

　ドマイレージを比較する。白地図上に距離の直線を引くことにより、移動距離、また食料問題について実感する（図4－1－1参照）。

③フードマイレージを利用して、食料自給率を高めるための方法を検討し、発表する。

❶自給率の向上を図ることがなぜ望ましいのかを考える。

❷消費者の購買行動について考える。

❸国内産を購入する食行動に変える具体的な方法をグループで検討し、提案を全体で発表する。その後、再度グループで修正案を考える。各自の食生活を振り返ることを通して、実行可能な改善策を検討する。

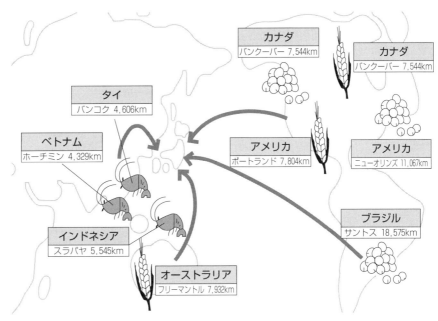

図4－1－1　天ぷらうどんのフードマイレージの試算
注：輸入国の都市から東京までの片道直線距離により作成

●オプション4－1－1●

フードマイレージについて調べてきたことを発表しよう

【推奨時間：30分】

●ワークの手順
①事前に課題研究としてフードマイレージについてグループごとに調べる。
②発表のための資料を作成する。発表時間は各グループ5分とする。
③フードマイレージから何が読み取れるかについて意見交換をする。

●オプション4－1－2●

日本の食料自給率の問題について調べてきたことを発表しよう

【推奨時間：30分】

●ワークの手順
①事前に課題研究として食料自給率の問題についてグループごとに調べ、オプション
　4－1－1と同様に発表を行う。
②オプション4－1－1と4－1－2を組み合わせてもよい。

● ポイント&アドバイス

1――フードマイレージ

フードマイレージを算出することにより、食料輸入に伴う二酸化炭素の排出量が推計できる。なお、この指標は食料自給率向上をめざす1つの方法でしかなく、輸送部分のみに着目したものであるといった限界についても理解が必要である。

2――フードマイレージから考える食料問題

Work 4 - 1 - 1の目的は「食材を購入する」という食行動を通して食環境について理解を深めることにある。食料の生産・流通・消費を一連のフードシステムとして捉えることが考察する出発点となる。フードマイレージの考え方を活用して食と環境との関わりについて理解をする。

3――食料自給の問題を身近なところから改善していくための方法

Work 4 - 1 - 1は消費者の食行動の変容につなげるための教育法としてフードマイレージを取り入れたものである。フードマイレージから見えてくることを考えると

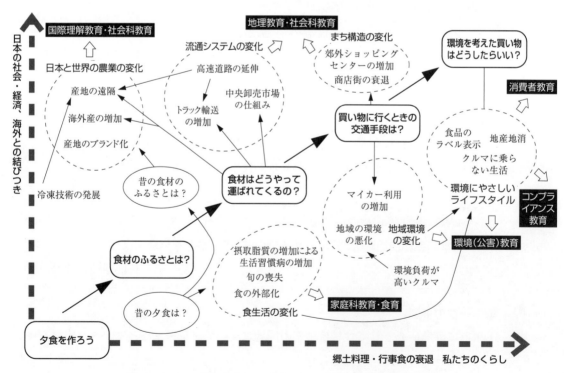

図4－1－2　食と交通とのつながりについて考えたウェビング
資料：あおぞら財団ホームページ　http://www.aozora.or.jp/foodmileage/
「資料集の紹介」

ともに、食料自給率を高める具体的な食材購入について提案することが大切である。

4──教材としてのフードマイレージ

　フードマイレージは図4－1－2に示すように食育、社会科教育、環境教育、消費者教育などとしても活用できる。教材としてのフードマイレージの活用法についても検討することができる。

2　食品ロスへの取り組み

実習・演習の目標

　食品ロスは食料自給率の引き下げの要因であり、将来にわたる食料の安定的確保や世界の食料配分の格差などの観点から削減を図る必要がある。家庭における食品ロスを軽減するための方策を提案できる力を習得する。

☑ **事前にチェック！**

- □　食品ロス調査から外食、加工品、家庭における食べ残しや残菜の現状と問題点を把握しているか。
- □　外食産業や食品産業などでの食品ロスに対する取り組みについて理解しているか。
- □　討議法としてのブレーンストーミングについて理解しているか。
- □　日本の食料の生産・流通・消費のシステムを理解しているか。

Work 4 - 1 - 2

　家庭における食品ロスを軽減するための方法について、ブレーンストーミングを用いて検討しよう　　　　　　　　　　　　　　　　【推奨時間：90分】

●**用意するもの**（参考資料・ツール）

①食品ロス

　ファイル名：UNIT 4 －1. xlsx　シート名：ワークシート 4 －1 － 3

②農林水産省「食品ロス統計調査」

　https：//www.maff.go.jp/j/tokei/kouhyou/syokuhin_loss/

③農林水産省「食品ロス及びリサイクルをめぐる情勢」

　https：//www.maff.go.jp/j/shokusan/recycle/syoku_loss/attach/pdf/161227_4-114.pdf

④消費者庁消費者政策課「食品ロス削減関係参考資料」（平成30年6月21日版）

　https：//www.caa.go.jp/policies/policy/consumer_policy/information/food_loss/ef

　forts/pdf/efforts_180628_0001.pdf

⑤食品ロスの削減の推進に関する法律（令和元年5月制定）

　https：//www.caa.go.jp/policies/policy/consumer_policy/information/food_loss/

　promote/

●ワークの手順

①食品ロスがなぜ問題であるかについて、食品ロス調査結果のデータを読み取り、ワークシート4−1−3に記入する。

　・事業系（外食産業、給食など）と家庭系の食品ロスの特徴

　・食品ロス調査からわかる食環境における課題

②家庭における食品ロスの軽減方法をブレーンストーミングにより検討する。

　❶グループに分かれて、ファシリテーター（Facilitator）と記録係を決める。

　❷ブレーンストーミングにより10分間でアイデアを出し合う。

③クラスで発表をし、意見をまとめる。

ポイント&アドバイス

1──ファシリテーターの役割

　ファシリテーターは以下のことに留意をして、10分間の時間制限の中でグループ力が最大限発揮できるようにする。

　❶アイデアが出される度にほめる。

　❷出されたアイデアと類似のアイデアを推奨する（まねる）。

　❸アイデアが出なくなったら今までに出されたアイデアの記録を読み上げる（復唱）。

2──発表意見のとりまとめ

　クラスとしての意見のとりまとめでは、食品ロスの軽減を実践する者がただちに取り組みやすいこと、誰にでもわかりやすい内容であること、実行の成果が出やすいこと、客観的な評価指標であること、主観的な満足度が得やすいことなどに配慮する。

●オプション4−1−3●

　食品ロス調査データから話題提供となるデータを抽出して図表を作成し、その内容を発表しよう　　　　　　　　　　　　　　【推奨時間：90分】

●ワークの手順

①食品ロス調査結果のデータ（外食産業調査、世帯調査）をダウンロードして必要な情報を抽出する。

②データを加工してわかりやすい図表を作成する。

③食品廃棄や食品ロスの問題が情報の受け取り手にわかりやすいように、プレゼンテーションのためのパワーポイントを作成する。

④プレゼンテーションについて評価をする。

⑤このオプションはWork 4－1－2の手順①に該当するので、手順②に進む。

ポイント&アドバイス

●──食品ロス統計調査

　農林水産省の食品ロス統計は数年ごとに実施されるので、最新データを用いるようにする。食品ロス統計調査結果の概要は数値データ表とともに図も示されているので、そのまま利用してもよい。調査データの加工について事例を示す（図4－1－3〜4－1－5、表4－1－2）。

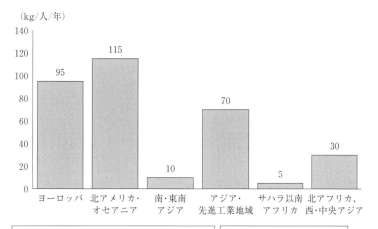

図4－1－3　世界の食品ロスと廃棄量および日本の食品ロスの現状

資料：「Global Food Loses and Food Waste」（FAO）
出典：農林水産省食料産業局「食品ロス及びリサイクルをめぐる情勢」2019年を一部改変

表４－１－２　食品ロス削減の提案事例（フードバンク活動状況）

年度	2013年	2014年	2015年	2016年	2017年
活動団体数	43	46	56	74	77
食品ロス削減量（トン）	3,539	4,120	3,308	－	－

出典：農林水産省「国内フードバンクの活動報告実態把握調査」

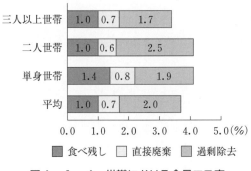

図４－１－４　世帯における食品ロス率

資料：農林水産省「平成27年度　食品ロス統計調査結果」より作成

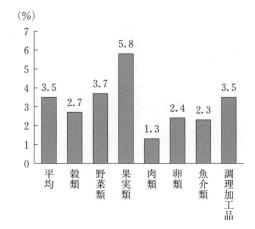

図４－１－５　食品類別の１食当たりの食べ残し量の割合（食堂・レストラン）

資料：図４－１－４に同じ

食品ロス削減国民運動のロゴマーク（ろすのん）

食べものに、もったいないを、もういちど。
NO-FOODLOSS PROJECT

注：「ろすのん」は食品ロス削減国民運動（NO-FOODLOSS　PROJECT）のロゴマークであり、食品ロス削減に取り組んでいる企業や団体が農林水産省に許諾申請書を提出して使用する。ホームページ、卓上ポップ、商品、店内掲示、啓発ポスターなどで活用されている。

【引用文献】
　１）中田哲也「食料の総輸入量・距離（フードマイレージ）とその環境に及ぼす負荷に関する考察」農林水産省農林水産政策研究所『農林水産政策研究』第５号　2003年　pp.45-59
【参考文献】
　１）中田哲也『フード・マイレージ　新版—あなたの食が地球を変える—』日本評論社　2018年　pp.192-224
　２）農林水産省大臣官房統計部『平成21年度　食品ロス統計調査報告』農林統計協会　2011年
　３）E.ミルストーン・T.ラング（大賀圭治監訳）『食料の世界地図［第２版］』丸善　2009年
　４）大塚茂・松原豊彦編『現代の食とアグリビジネス』有斐閣選書　2004年

◇◆コラム◆◇

フードマイレージ（Food Mileage）

　フードマイレージはイギリスのTim　Lang氏が提唱した「Food　Miles」運動の概念（食料の量×食料の生産地から食卓までの距離）を取り入れたものであり、農林水産政策研究所が輸入食料の輸送に着目して各国間比較を可能にした取り組みである。フードマイレージは篠原孝の造語であり、木材を指標にした場合にはウッドマイレージという。特色として、❶食料の供給について輸送距離から把握することができる、❷食の安定供給や安全性の確保のためのトレーサビリティ（食材の生産から最終消費段階までの流通履歴の確認）に寄与できる、❸食料自給率には距離の概念がないことが補える、❹食料の輸入による地球環境への負荷（CO_2排出量）を把握できる、❺CO_2の削減をめざした、環境への負担の少ない食料選択に対する消費者行動の啓発につながることなどが挙げられる。ただし、フードマイレージは輸送に限定した指標であるために、生産・消費・廃棄などの環境負荷は考慮されていない。また、輸出先の国内輸送や輸入してからの国内輸送は考慮されていないこと、輸送距離は首都間（国内は県庁所在地）の直線距離で算定されていることなどの前提条件に基づく大まかな目安である。なお、環境負荷に関しては、商品のライフサイクル（原材料調達、生産、流通、使用、廃棄・リサイクル）の各過程におけるCO_2排泄量を換算する「カーボンフットプリント」を指標にする場合もある。

　以下に、農林水産省の中田哲也が試算した各国のフードマイレージの品目別比較の図を示す。

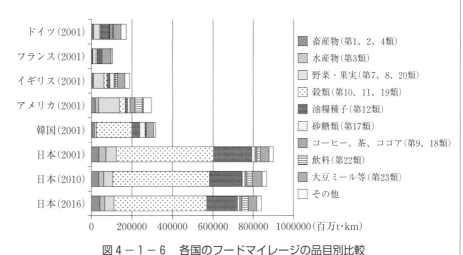

図4－1－6　各国のフードマイレージの品目別比較

資料：中田哲也『フード・マイレージ　新版—あなたの食が地球を変える—』日本評論社　2018年　p.113
　　の表より作成

情報へのアクセス

1 栄養・食生活情報の検証 ―フードファディズム情報をチェックする―

実習・演習の目標

　食と健康に関する情報はインターネット上でも膨大な量となっている。このような状況において、栄養・食生活情報の内容が信頼できるものであるかを検証し、モニタリングができる能力と適切な表現に修正することができる専門性を習得する。

☑ **事前にチェック！**

　□　栄養・食生活情報をインターネットで検索できる技術を身につけているか。

　□　フードファディズム（Food　Faddism）的な栄養・食生活情報があることを理解しているか。

　□　情報の適否を確認する栄養学、食品学、調理学などの知識を活用できる能力を身につけているか。

Work 4 - 2 - 1

　フードファディズムの問題を理解し、適切な情報の検証、および科学的根拠に基づいた情報の発信に関する演習を行おう　　　　　　【推奨時間：90分】

●**用意するもの**（参考資料・ツール）

①インターネット環境

　情報機器がない場合には事前にフードファディズムに該当する情報を収集して持参する

②食品安全委員会「食のリスクコミュニケーションとフードファディズム」（「第16回リスクコミュニケーション専門調査会」資料１）

　http://www.fsc.go.jp/fsciis/meetingMaterial/show/kai20050801ri1

③フードファディズム

　ファイル名：UNIT 4 - 2. xlsx　　シート名：ワークシート 4 - 2 - 1

④栄養・食生活情報を検証するための栄養学、食品学、調理学などの参考資料

⑤レポート用紙、筆記用具

●ワークの手順

①資料をもとに、フードファディズムについて調べ、**ワークシート４－２－１**に記入する。インターネット上で情報を検索する場合は、適切なキーワードを抽出できることが基本となる。

②フードファディズムに該当する栄養・食生活情報についてインターネット上で調査する。抽出した情報について誤った箇所や問題点を検討し、科学的根拠のある正しい情報に修正する。収集したフードファディズム的情報と修正した情報をクラス単位でまとめて冊子にする。

③フードファディズムの問題と、それに関わる管理栄養士・栄養士の役割について討議する。

　❶栄養情報へのアクセスとして、どのようなことに留意すべきかを、フードファディズムの演習を通して得られたことを踏まえて話し合いをする。情報の受け手と送り手の両面からまとめるとよい。

　❷意見をまとめる方法として６－６式討議法を用いる。まず、グループ内で１人１分の持ち時間で意見を述べる（「はじめに話したい内容の核心＝結論を言う→それを補足する内容を話す→最後にまとめをいう＝結論」の繰り返しでもよい）。

　❸管理栄養士・栄養士として栄養・食生活情報を活用するための方法についてまとめる。

ポイント＆アドバイス

●──フードファディズムの例示と修正

①インターネットが使用できない場合には、新聞や雑誌などから情報を得るようにする。

②信頼性のある情報に修正するためには、専門書、専門教育用テキスト、行政機関の情報などを活用する。

③フードファディズムの例示は間違っていることが明確な情報と、惑わされやすい情報との２例を示すことが望ましい。

④「ダイエット」「健康食品」「サプリメント」など、フードファディズム的な情報が収集しやすいテーマを選ぶとよい。

⑤栄養・食生活情報のうち、間違っている情報、誤解されやすい情報などを見出すだけでなく、信頼できる情報に修正できることが大切である。この課題を通して管理

栄養士・栄養士の専門基礎分野である栄養学、食品学、調理学で学習した知識や技法を実践的、実用的に活用することができる。

⑥栄養情報へのアクセスについて管理栄養士・栄養士が果たすべき役割について自覚する。

2 食事バランスガイド推進のための方策

実習・演習の目標

地域における食生活改善推進のためにSWOT分析を活用して、健康づくり運動としての「食事バランスガイド」の推進を事例として戦略プランニングを検討する。

☑ **事前にチェック！**

☐ 食事バランスガイドについて理解しているか。

☐ 日本の栄養政策と社会・経済・文化的背景について把握しているか。

☐ 公共・非営利組織における戦略の必要性について理解しているか。

Work 4 - 2 - 2

「食事バランスガイドの推進」についてSWOT分析を行おう【推奨時間：90分】

「食事バランスガイドの推進」について、SWOT分析を用いた現状の分析、ミッション・ビジョンの策定、戦略プランニング、モニタリング（成果測定）、フィードバック（成果評価）に関する一連の模擬演習を行う。

●用意するもの（参考資料・ツール）

①SWOT分析表

　ファイル名：UNIT 4 - 2.xlsx　シート名：ワークシート 4 - 2 - 2

②SWOT分析戦略シート

　ファイル名：UNIT 4 - 2.xlsx　シート名：ワークシート 4 - 2 - 3

③SWOT分析のまとめ

　ファイル名：UNIT 4 - 2.xlsx　シート名：ワークシート 4 - 2 - 4

④レポート用紙、筆記用具

⑤SWOT分析についての参考文献

●ワークの手順

①SWOT分析について理解する。多くの管理栄養士・栄養士が所属する公共・非営利組織における認識について検討する。

　・公共・非営利組織は儲けを出してはいけないのか

　・赤字の場合には社会全体から徴収された税金で補填すべきなのか

　・市場との競争とは無縁なのか

　また、戦略マネジメントの必要性について考える。なお、このワークでは、モニタリング指標、成果評価、戦略フィードバックの課題は行わなくてもよい。

　・公共・非営利組織においてもビジネス理論を取り入れて、的確な意思の決定（成長、改善、回避、撤退）が重要であることを認識する

　・外部環境をピックアップする際には栄養行政の年表を利用する

②食事バランスガイドの推進を図るために、SWOT分析を行い、意思決定をする。

　❶ファシリテーター、記録係を決め、グループ討論を行う。この演習は、食事バランスガイドを地域集団に利用してもらうための戦略プランニングが目的であるので、グループ討論では食事バランスガイドに関する詳細な改善点を出し合うことに終始しないように留意する。

　❷SWOT表に比較優位、比較劣位、成長機会、致死脅威を記入する（**ワークシート4－2－2**）。

③成長、改善、回避、撤退かの意思決定をする。意思決定をしたマトリックスに戦略を記入する（**ワークシート4－2－3**）。戦略シートは省略してもよい。グループでの戦略策定の意思決定を行うために、その根拠となる分析を十分に行う。

④グループの検討結果をまとめて発表をする（**ワークシート4－2－4**）。

ポイント＆アドバイス

1──SWOT分析とは

　SWOT分析は1920年代からハーバードビジネススクールで開発されてきた戦略計画のツールの1つであり、組織のビジョンや戦略を企画・立案するための考え方と手法を体系化したものである。SWOTはStrength（強み）、Weakness（弱み）、Opportunity（機会）、Threat（脅威）をあらわす（表4－2－1）。

　❶戦略（Strategy）：組織の使命（Mission）、将来像（Vision）、目標（Objectives）をどのようにして実現するかを明示した総合的な計画のことである

　❷戦略マネジメント（Strategic Management）：組織の長期的な成果を決めるための意思決定と行動のセットであり、外部環境分析（機会と脅威）、内部要因分析（強みと弱み）、戦略策定、戦略執行、モニタリング、成果評価、フィードバッ

表4−2−1　SWOT分析の概略

		内部環境	
		Strength（強み） 比較優位	Weakness（弱み） 比較劣位
外部環境	Opportunity（機会） 成長機会	成長戦略	改善戦略
	Threat（脅威） 致死脅威	回避戦略	撤退戦略

・比較優位は内部状況から特定した優位要因を5〜10点、リストアップする
・比較劣位は内部状況から特定した弱点要因を5〜10点、リストアップする
・成長機会は外部環境から発見した成長機会を5〜10点、リストアップする
・致死脅威は外部環境から発見した致死脅威を5〜10点、リストアップする

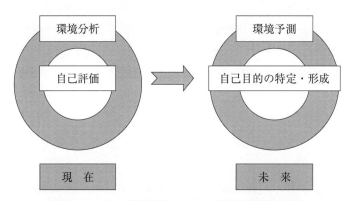

図4−2−1　戦略策定のための問題の認識と認定

資料：龍慶昭・佐々木亮『戦略策定の理論と技法』多賀出版　2002年　p.47
より作成

クを含むものである

❸戦略策定：現在の環境分析と未来の環境予測を行ってギャップを確認し、その
ギャップを埋めるためのプランを作成することである（図4−2−1）

❹戦略的意思決定（Strategic Decision Making）：不透明で不確実で絶えず変化す
る環境に関する不十分な情報に基づいて、最善と信じる意思決定を先行的かつ連
続的に行うことである

2──SWOT分析の進め方

①現状を分析する（**ワークシート4−2−2**）。

②ミッションおよびビジョンを策定する。

　・ミッション：組織が受け持ちたいと考えている社会的意義を内外に示すもの

　・ビジョン：期限を区切って、具体的な形を説明した将来像のこと

　Work4−2−2では、食料情勢からみて、今後どのような社会になるかについて
討議する。

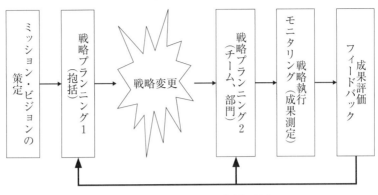

図4-2-2　SWOT分析の流れ

<事例>
・情報通信革命が社会を一変させる→食情報戦略の重視
・国際化の進展（文化、人種、ジェンダー）による料理の多様化
・世界規模での食産業の競争激化
・少子化の進行と高齢人口比率の急増
・食教育レベルの格差拡大
・家族形態の多様化（孤食、個食、小食、粉食、固食など）

③公共・非営利組織のモニタリング指標を作成する。
・成果指標：意図した社会状況の変化を測定する＝アウトカム（シンプルな達成度合を指標とする）
・市場指標：市場の需要と供給の両面をモニターする
・財務指標：黒字を出すことが社会に貢献する最低必要な条件（収益、支出に関する指標）

④成果評価項目を挙げる。成果評価を行って戦略プランニングのフィードバックをする。

3──情報へのアクセス

　情報へのアクセスとは「地域における栄養や食生活関連の情報、並びに健康に関する流れ、そのシステム全体」（厚生労働省「健康づくりのための食環境整備に関する検討会報告書」）と定義されている。情報へのアクセスについて、この演習では栄養施策の1つである「食事バランスガイド」を一般対象に提供するための戦略として、人的・物的資源をビジネス理論に基づいていかに活用するかを広い視野から検討することに視点を置く。

4──SWOT分析の事例

　SWOT分析の事例として、「地元特産の農産品を利用した健康飲料の販売を考えている食品メーカー」の場合を示す（表4－2－2、4－2－3）。

　外部環境の成長機会と内部環境の強みの分析が混同されないようにする。また、SWOTで挙げられた項目は現状を説明するものであり、戦略とは同じでないことに留意する。

　ここで分析した結果をもとに、更なるプランニングを進め（戦略プランニングおよび戦略変更）、実際の商品開発（戦略執行）へとつなげていく（図4－2－2参照）。

表4－2－2　SWOT分析表記入例　【ワークシート4－2－2：参考】

		内部環境	
		Strength（強み） 比較優位	Weakness（弱み） 比較劣位
		・商品開発力がある。 ・代理店、特約店ルートがしっかりしている。 ・地元農家から無農薬栽培の食材を安定的に調達できる。 ・経営者の人的ネットワークが広い。 ・財務内容が健全。	・生産コストが高い。 ・代理店、特約店まかせの営業で、販売情報の把握ができていない。 ・知名度が低い。
外部環境	Opportunity（機会） 成長機会 ・健康指向の高まりで健康食品の消費が伸びている。 ・新しい市場の創造、開拓により先行者利益が得られる。	＜成長戦略＞ ・商品開発力を生かし、飲料以外の製品を開発する。 ・広い人的ネットワークを利用して様々な販売チャネルの開拓とPR活動を展開する。	＜改善戦略＞ ・量販店ルートでの売り上げを伸ばすための営業力の強化を図る。 ・生産を外部委託にする。
	Threat（脅威） 致死脅威 ・コンビニやスーパーなどの量産店では、売れ筋の数ブランドしか扱わない。 ・大手メーカーも、この分野に力を入れている。	＜回避戦略＞ ・無農薬を前面に押し出したPR戦略を打ち出す。 ・インターネットによる直販などの新しい販売チャネルの開拓をする。	＜撤退戦略＞ ・他者との提携を図る。 ・地元土産店、旅館などだけで販売する。

資料：帝国データバンクホームページ　http://www.tdb.co.jp/knowledge/marketing/02.html

表4－2－3　SWOT分析戦略シート記入例　【ワークシート4－2－3：参考】

ミッション：人々の健康に寄与できる新しい商品開発をめざす			
ビジョン：従来の商品に加えて、「地元特産」「健康飲料」をキーワードにした新しい商品の開発と新しい販売ルートの開拓をする			
戦略チャンス	基本戦略・概要	めざすべき成果	成果目標と数値目標
成長機会＋比較優位→成長戦略を適用する	「商品開発力がある」ことを利用	健康をキーワードにした飲料以外の商品を開発し、消費者のニーズに応える	事業拡大の目玉とする○年△月までに開発する
	「経営者の人的ネットワークが広い」ことを利用	新商品の付加価値を人的ネットワークにより確実に伝え、販売量を伸ばす	売上本数　○○万本
致死脅威＋比較劣位→撤退戦略を適用する	今後の新しい商品開発は中止する	商品開発に投入していた物的・人的資源を成長機会に投入する	○年△月に人事異動を発表、資金を公表し、打ち切り部門を発表
	コンビニでの販売を中止する	売れていない商品の調査をし、大型店での販売を中止する	中止したことにより損益の実態を検証する
成長機会＋比較劣位→改善戦略を適用する	「販売情報が把握できてない」ことへの対応を通し、新しい販売店ルートを開拓する	マーケティングに関する研究部門を立ち上げ、また、商品ごとの物流ルートを確立する	新しいルートを○年△月までに確立
	「生産コストが高い」ことへの対応を通し、財政赤字部門の改善に着手	赤字部門の生産を外部委託とする	自社生産と外部委託の損益を検証する
	「知名度が低い」ことへの対応を通し、新しいPR活動を展開する	無農薬＝健康をキーワードにしたPR戦略を打ち出す	PR後の販売量は2倍を目標にする
致死脅威＋比較優位→回避戦略を適用する	商品の営業成績によりいつでも新商品の販売中止ができる体制にする	従来の販売方法からの転換を図るが、破綻に備えた準備をしておく	○年△月までに継続か中止かを決定する
	従来の方法を当面の間維持する	新商品に徐々に替えていく	旧商品と新商品の出荷量を把握する

【引用文献】

1）高橋久仁子『栄養教育論（第2版）』第一出版　2006年　pp.124-128
2）龍慶昭、佐々木亮『戦略策定の理論と技法―公共・非営利組織の戦略マネジメントのために―』多賀出版　2002年　pp.47-61
3）厚生労働省健康局総務課生活習慣病対策室「健康づくりのための食環境整備に関する検討会報告書」2004年　p.11

【参考文献】

1）高橋久仁子『フードファディズム―メディアに惑わされない食生活―』中央法規出版　2007年
2）高橋久仁子『「健康食品」ウソ・ホント「効能・効果」の科学的根拠を検証する』（ブルーバックス）講談社　2016年
3）酒井映子他『新しい栄養指導演習』医歯薬出版　1999年

◇◆コラム◆◇

フードファディズム（Food Faddism）

　フードファディズムとは「食べ物や栄養が、健康や病気に与える影響を過大に評価したり信じること」と定義されている（高橋久仁子）。また、フードファディズムは、❶健康への高い効果をうたう食品が大流行するタイプ（事例：紅茶きのこ、酢大豆、野菜スープ、ココアなど）、❷食品や食品中のある成分の薬効を強調するタイプ（事例：これを食べると○○○によい、○○○を飲むだけで減量できるなど）、❸食品に対する不安を扇動したり不安に便乗したりするタイプ（事例：「自然」「植物性」はよく、「人工」「動物性」はわるいと決めつける、よい食品とわるい食品とに単純に二分するなど）、といった3タイプに分類できる。フードファディズムが生じる背景には、食品の生産や流通過程がみえなくなった食の外部化の進展による食品への過度の期待や不安、安易な健康づくりへの願望、マスメディアの発展（情報革命）、企業のモラル低下などが考えられる。栄養・食生活情報はマスメディア（テレビ、新聞、一般雑誌など）により容易に入手できることから、管理栄養士・栄養士は科学的根拠に基づいた信頼できる情報であるか否かの確認をしないまま栄養教育に用いる危険性がある。情報へのアクセスに際して、管理栄養士・栄養士はフードファディズム的な栄養・食生活情報を検証するとともに、適正な情報に修正して情報の発信をする能力を発揮することが求められる。

フードファディズムの事例

○○ポイ
　今話題の「○○食品」は摂取した炭水化物の分解を素早く防ぐ特許成分です。1粒に125 mg配合！　どんなに食べても1,000 kcalが体から　ポイ、ポイ、ポイ

①まず食事の前に1粒　　　　②こんなに食べても　　　　③食事の栄養が消えます

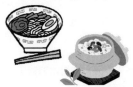

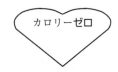

カロリーゼロ

1粒（1,000 kcalカット）

食物および情報へのアクセス

地域の特性を活かした食育弁当の製作

実習・演習の目標

　地域に根ざした食育の推進を図るために、食育弁当の開発に関わる地域情報の収集を行い、食育弁当の制作過程を通して地域における各種団体との連携を図る。この過程において食物へのアクセスと情報へのアクセスの両面から地域における食育活動の実際を理解し、実践する力を習得する。

✓ **事前にチェック！**

☐　食育について理解しているか。

☐　地域の特産物をどのように調べればよいかを理解しているか。

Work 4-3-1

地産地消の食材を使用した食育弁当を作ってみよう　【推奨時間：90分 × 4】

　食育弁当作りを通して、地域に根ざした食育をどのように推進していくのかについて、体験学習する。なお、食育弁当作りのための事前課題として、以下の項目を行う。

・持ち帰り弁当の販売状況に関するデータの収集（ワークの手順①）
・地域の食関係の公的組織（市町村管理栄養士・栄養士配属部署、保健所、保健センターなど）、民間組織（営利団体、非営利団体など）などの調査（ワークの手順④）

●**用意するもの**（参考資料・ツール）

①インターネット環境

②農林水産省「食育の推進」

　https://www.maff.go.jp/j/syokuiku/

③食育弁当を作成するための参考資料

　栄養計算ソフト、レシピ集、食品事典など

④食育弁当の製作

　ファイル名：UNIT 4 − 3.xlsx　シート名：ワークシート 4 − 3 − 1

⑤食育弁当コンクール審査カード（作成例）

　ファイル名：UNIT 4 − 3.xlsx　シート名：ワークシート 4 − 3 − 2

⑥レポート用紙、筆記用具

●ワークの手順

①グループごとにコンビニ弁当（持ち帰り弁当）について商品の調査を行い、その利点と問題点について学習する。

　❶調査項目を検討する。客観的データと主観的データの両方を収集するように留意する。

　　例：献立（料理数、調理法、食材数、味付け、栄養成分表示、弁当器など）、値段、販売方法、記載事項など

　❷弁当を製作、販売するための要素を考える。

　　例：マーケットのニーズと食育弁当のコンセプト、献立（栄養管理、作業管理、衛生管理など）、購買層、販売額、販売方法

　❸コンビニ弁当の実地調査を行い、実地調査の結果を利点と問題点に分類して集計する。

　❹集計結果のまとめを全体で発表する。データ集計の修正を行い、クラス全体のデータをまとめるようにする。

②食育をねらいとした弁当のコンセプト（基本理念、意図や目的）を考える。また、地産地消の食材を活かした食育弁当の意義を考える。

　❶実態調査や既存の情報（新聞や各省庁のホームページなど）から消費者ニーズの把握を行う。

　❷食育弁当のねらいと消費者ニーズのギャップを埋めるための調整を行う。消費者の弁当選択の優先順位は、❶安くて、❷おいしいことに偏りがちである。それを踏まえて、「健康づくり」の優先順位を上げるための工夫をする。

　❸グループごとに考案したコンセプトの発表を行う。

③地域の特産物を取り入れた食育弁当を考案する。

　❶地域の特産物を調べる（市町村農林水産省部門、農協、高齢者などを対象に調べる）。

　❷献立を作成する（コンセプトの要素が盛り込まれた内容であること）。紙ベースだけでなく、実際に作って試食してみることが大切である。なお、実際のコンビニ弁当の新献立開発の場合、顧客のニーズも考慮して、数回の試食会で検討する

必要がある。

❸開発したグループ単位の食育弁当についてクラスでコンクールを行う。献立は料理の組み合わせが大切である。また、栄養管理に加えて調理工程や価格などへの配慮も必要である。給食経営管理論で学習した献立作成のノウハウを活用する。実際に自宅で作った料理を持ち寄って検討するのもよい。

④食育弁当を広めるために地域の組織をどのように活用するかを考える。

❶地域の食関係の公的組織（市町村管理栄養士・栄養士配属部署、保健所、保健センターなど）、民間組織（営利団体、非営利団体など）について事前に調査した結果を持ち寄り、どの組織が活用できるか、関連図を描く。

❷それぞれの組織の特徴を踏まえながら、開発した食育弁当のコンセプト、特徴などを説明する模擬演習を行う。

❸実際に組織に協力してもらえる場合には、プレゼンテーションを行う。組織の活用は幅が広い。直接、食に関わる組織以外に教育委員会や商工会議所など、食育弁当を通して、食環境への理解を深めてもらう機会に利用することも考える。

⑤開発したグループ単位の食育弁当についてクラスでコンクールを行う。コンクールにあたって、評価視点に基づいた審査項目を作成する。

❶コンクールには実際に制作した弁当を持ち寄って行う。制作が難しい場合には写真審査でもよい。審査は厳正に公平に行うことに留意する。談合をしないようにする（審査中の会話は禁止する）。

❷審査結果を集計し、評価が高かった項目や改善が必要な項目などについて、フィードバックを行う。実際に地域の組織で採用された弁当があれば、その弁当が最も高い評価であると考えて、その弁当について検証するとよい。

⑥食育弁当に関する以上の①〜⑤のワークのまとめを**ワークシート4－3－1**に記入する。

ポイント＆アドバイス

1──レシピ作成例

食育弁当のレシピ作成例を図4－3－1に示す。

2──**コンクール審査カード作成例**（図4－3－2）

あくまで作成例であるので、新たに審査カードを作成することが望ましい。

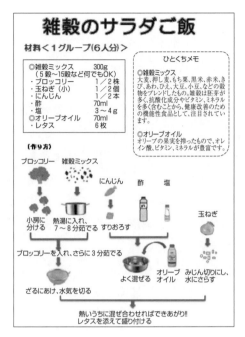

図4－3－1　レシピ作成例

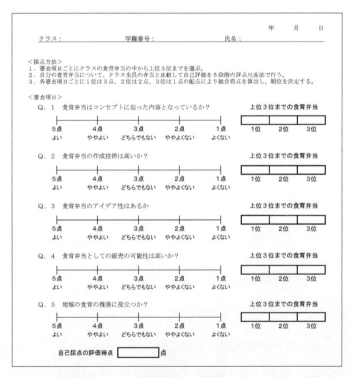

図4－3－2　食育弁当コンクール審査カード作成例【ワークシート4－3－2】

【参考文献】
　1）酒井映子他『新しい栄養指導演習』医歯薬出版　1999年

◇◆コラム◆◇

食育

「食べること」は本来、個人的なことである。各自が必要とするエネルギーおよび栄養成分を社会・経済・文化的要因や嗜好性、食物の入手状況などに応じて喫食することが基本である。しかし、国民運動として食育が推進されるようになった背景には、生活習慣病の増加や食料自給率の低下など、食と健康を取り巻く様々な課題が顕在化してきたことが挙げられる。また、家庭において行われてきた食に関する教育（しつけ）は食品の加工技術の進歩や食の外部化の拡大などに伴い、専門家との連携が不可欠となってきている（図４－３－３参照）。

食育基本法（平成17年６月公布）は「国民が生涯にわたって健全な心と身体を培い豊かな人間性をはぐくむ」ことを基本理念とし、食育基本推進計画を５年ごとに策定している。第３次食育推進基本計画（2016年～2020年）では、「生涯にわたる食の営み」や「生産から食卓までの食べ物の循環」にも改めて目を向け、それぞれの環（わ）をつなぎ、広げていくことをめざしている。重点課題として、若い世代を中心とした食育の推進、多様な暮らしに対応した食育の推進、健康寿命の延伸につながる食育の推進、食の循環を意識した食育の推進、食文化の伝承に向けた食育の推進の５項目を掲げている。地域や学校で推進する食育の目標は、残さないで食べる、食事の挨拶をする、正しい姿勢で食べるなどといった、必ずしも明確に、そして一律に確定されるべきものでないことも多い。管理栄養士・栄養士として家庭、学校、地域において食育に取り組む姿勢は、各自の自由な選択と個性を尊重した柔軟性が大切であり、公共団体や民間団体などとの連携が不可欠である。

家庭における教育（しつけ）

＜栄養・食品と健康＞
- ・好き嫌いをしない　・食べ物を残さない
- ・よく噛んで食べる　・欠食をしない
- ・間食を摂りすぎない

＜食行動、人との関わり＞
- ・食事の挨拶　・正しい姿勢で食べる
- ・共食者のペースに合わせて食べる
- ・電話やメールなど他事をしない
- ・皆が席に着いてから食事を始める
- ・食事中の楽しい会話

＜食文化と環境＞
- ・食具の使い方（特に箸に関するマナー）
- ・地産地消　・伝統食と行事食

⇔ 連携

学校や地域における教育（しつけ）
- ・健康と栄養に関する知識とスキル
- ・食環境（食べ物の生産と流通）
- ・栄養成分表示
- ・安全な食べ物の選択
  - 食品添加物、消費期限
  - 遺伝子組み換え食品
  - アレルギー物質
- ・特定保健用食品
- ・特別用途食品
- ・適正価格

食事の教育(しつけ)は、コンプライアンス行動に始まり、セルフケア行動ができるように自立すること

図４－３－３　食育における食事の教育（しつけ）

栄養教育・指導実習ワークブック〔第3版〕

2011 年 4 月 17 日	初　版第 1 刷発行
2013 年 3 月 30 日	初　版第 3 刷発行
2015 年 4 月 1 日	第 2 版第 1 刷発行
2019 年 3 月 30 日	第 2 版第 5 刷発行
2020 年 4 月 1 日	第 3 版第 1 刷発行
2022 年 8 月 1 日	第 3 版第 3 刷発行

編　　集	山 下 静 江・岩 間 範 子
発 行 者	竹 鼻 均 之
発 行 所	株式会社みらい
	〒500 - 8137　岐阜市東興町40　第 5 澤田ビル
	TEL 058 - 247 - 1227代　FAX 058 - 247 - 1218
	https : //www.mirai-inc.jp/
印刷・製本	サンメッセ株式会社

ISBN 978 - 4 - 86015 - 508 - 7　C3077
Printed in Japan　　　　　　　　乱丁本・落丁本はお取り替え致します。